AF588970

# ÉTUDE

SUR

# LA PELADE

PAR

A. COURRÈGES,

Docteur en médecine de la Faculté de Paris.

Externe des hôpitaux de Paris.

PARIS

ADRIEN DELAHAYE, LIBRAIRE-ÉDITEUR

PLACE DE L'ÉCOLE-DE-MÉDECINE

1874

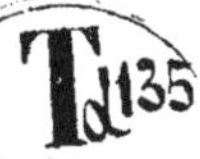
Td135

ÉTUDE

# SUR LA PELADE

Td 135
23

Paris. A. Parent, imprimeur de la Faculté de Médecine, rue M.-le-Prince, 31.

# ÉTUDE

SUR

# LA PELADE

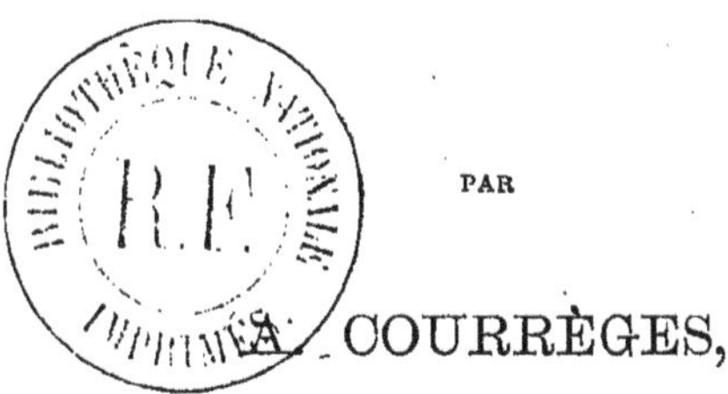

PAR

A. COURRÈGES,

Docteur en médecine de la Faculté de Paris.

Externe des hôpitaux de Paris.

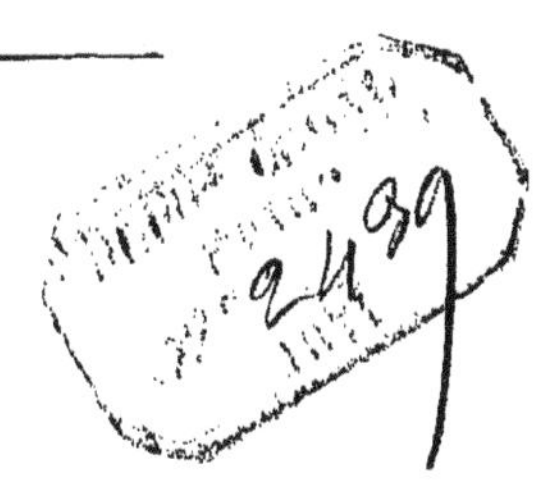

PARIS

ADRIEN DELAHAYE, LIBRAIRE-ÉDITEUR

PLACE DE L'ÉCOLE-DE-MÉDECINE

1874

# ÉTUDE

SUR

# LA PELADE

## INTRODUCTION.

Dans ces dernières années, on a eu des doutes sur la nature parasitaire de la Pelade, si bien établie par l'enseignement de M. Bazin. En effet, le savant professeur de l'hôpital Saint-Louis, a décrit dans les poils qui tombent, et dans les poils follets qui les remplacent au début de la maladie, un champignon que bon nombre d'observateurs expérimentés n'ont jamais pu retrouver. Cependant, les caractères cliniques faisaient fortement penser à la nature parasitaire de la maladie. Nous entreprîmes de nouvelles recherches dans le service de notre excellent maître, M. le Dr Lailler.

Comme plusieurs médecins de Saint-Louis, comme quelques élèves de M. Bazin, nous n'avons pu retrouver dans les poils, le parasite décrit dans les « Leçons sur les affections cutanées parasitaires. » Nous pensâmes alors que le champignon se trouvait très-probablement dans les furfures qui entourent les plaques peladiques. Cette recherche, au-dessus de notre savoir micrographique, a été faite, à notre instigation, avec un soin tout spécial, par M. le Dr Malassez, répétiteur au laboratoire d'histologie du collége de France. L'existence du champignon constatée depuis par le même micrographe et par nous, toujours sur les pellicules épidermiques qui recouvrent surtout le pourtour des plaques de Pelade, nous a conduit à étudier de nouveau l'évolution de la maladie, à une anatomie pathologique nouvelle dont tout l'honneur revient à M. Malassez, nous avons voulu joindre une physiologie pathologique nouvelle.

Qu'il nous soit permis d'adresser l'expression de notre sincère reconnaissance à M. le Dr Lailler, médecin de l'hôpital Saint-Louis, pour les documents variés qu'il nous a fournis, pour les bons conseils et les encouragements qu'il nous a donnés avec une sollicitude toute paternelle.

Nos remerciements affectueux à M. le Dr Malassez, pour avoir fait pour nous les savantes recherches qui sont le fond de ce travail.

---

## HISTORIQUE.

La Pelade était connue des anciens, qui n'avaient été frappés que par un seul symptôme de la maladie, l'alopécie. D'où les noms d'Area, d'Alopecia donnés à cette affection. Celse (1) a décrit sous le nom d'*Ophiasis* une forme de la maladie. « On la nomme ophiase, dit-il, par comparaison à un serpent, elle commence à la région occipitale, elle n'excède pas la largeur de deux doigts, et envoie deux prolongements qui rampent jusqu'aux oreilles, quelquefois jusqu'au front, sur lequel ils se confondent. » La rasure était son mode de traitement.

Les modernes ont attaché plus d'importance à la décoloration de la peau; d'où le nom de Vitiligo. M. Cazenave a confondu la pelade avec cette dernière maladie; nous espérons fournir plus tard les éléments d'un diagnostic, que l'enseignement de M. Bazin a rendu bien facile.

Bateman croyant avoir vu des pustules sur le cuir chevelu au début de la maladie, rapprocha la pelade des autres espèces de teignes, et lui donna le nom de « Porrigo decalvans. »

Rayer, n'ayant jamais vu les pustules observées par Bateman, n'accepta pas le rapprochement établi par cet auteur. Il rapporte dans son *Traité des maladies de la peau*, deux observations où l'on trouve parfaitement décrits les symptômes cliniques de la maladie.

(1) Trait. de la médecine, liv. VI, chap. IV.

En 1843, Gruby trouva dans la poussière épidermique qui recouvre les plaques de Porrigo décalvans, un champignon qu'il appela *microsporon Audouini*, en souvenir des recherches d'Audouin, sur les végétaux parasites de l'homme. Gruby donne de ce champignon une description que nous rapporterons plus loin.

M. Robin nia d'abord l'existence de ce parasite; cependant, dans son (Traité des végétaux parasites qui vivent sur l'homme, 1853), on trouve la description de Gruby plus ou moins amplifiée.

D'après Gruby et M. Robin, le champignon ne vit qu'à la surface ou entre les lames de l'épiderme, ne pénètre jamais dans le follicule ni dans le poil.

En 1853, M. Bazin, dans son livre : « De la nature et du traitement des teignes, » décrit deux formes de pelade : pelade achromateuse, pelade décalvante. Chaque forme de la maladie a son parasite : *microsporon Audouini* pour la pelade achromateuse; *microsporon decalvans*, pour la pelade décalvante ou ophiasique. En 1858, dans les « Leçons sur les affections cutanées parasitaires, » M. Bazin reconnaissant que les caractères cliniques et microscopiques, n'étaient pas aussi tranchés qu'il l'avait cru tout d'abord; ayant observé quelquefois sur une même tête les deux formes de l'affection, ne fait qu'un seule espèce des teignes achromateuse et décalvante, et lui conserve le nom de *pelade*.

Dans une récente publication (Dictionnaire encyclopédique des sciences médicales, art. microscoporon, 1874), M. Bazin revient à son idée de 1853, mais en la modifiant.

Il n'admet, comme vraie pelade, que la pelade dite achromateuse avec le microsporon Audouini pour parasite. D'autre part, il rapproche la pelade décalvante d'une variété de teigne tonsurante qu'il a appelée *fausse pelade*. La teigne décalvante serait, dans la plupart des cas, pour lui comme pour Gibert, l'une des phases les plus avancées de la teigne tonsurante ou furfuracée. Mais comme il existe certaines pelades décalvantes à marche rapide, qu'on ne peut supposer être la terminaison d'une vieille teigne tonsurante, M. Bazin admet pour ces cas l'existence d'un parasite particulier, le *trichophyton decalvans*.

M. le professeur Hardy (1) et M. Devergie admettent, comme

(1) Leçons sur les maladies de la peau.

M. Bazin, la nature parasitaire de la pelade. M. Devergie (1), s'appuyant sur l'opinion de M. Robin, n'admet pas l'altération cryptogamique des poils.

Hébra (2) ne croit pas à la nature parasitaire de la maladie, et admet que la décoloration de la peau et la chute des poils sont dus à une altération de nutrition de la peau, produite elle-même par une lésion des nerfs trophiques (trophonévrose). Nous reviendrons plus tard sur cette opinion.

Après avoir résumé ce que pensent nos maitres sur ce point de pathologie cutanée, qu'il nous soit permis, avant d'aborder la discussion de notre sujet, d'entrer dans quelques considérations générales sur les maladies parasitaires.

Le parasite, dit M. Bazin, est un être organisé végétal, ou animal, qui fixé sur un autre être, puise exclusivement sur cet autre être, les éléments de sa subsistance. L'affection cutanée parasitaire, d'après le même auteur, est une affection de la peau, produite directement par le parasite lui-même, ou symptomatique d'une maladie parasitaire.

Par cette définition, on voit que le parasite joue le rôle de cause. Mais, pour que le parasite puisse germer et se multiplier, il faut qu'il tombe sur un terrain favorable; pour que l'affection soit constituée, il faut qu'il y ait *aptitude* de la part de celui qui la porte.

On a longtemps discuté pour savoir, si dans les affections parasitaires, le parasite est cause ou effet : M. Bazin a victorieusement combattu la doctrine qui considère le parasite comme un produit de la maladie. Ces idées que nous adoptons pleinement, seront invoquées souvent dans le cours de ce travail.

L'affection parasitaire, d'après M. Bazin, est soumise à deux ordres de causes : causes prédisposantes, causes déterminantes. Les premières sont constituées par l'âge, le sexe, l'aptitude plus ou moins grande de certaines régions du corps à l'évolution parasitaire.

A côté de ces conditions, M. Bazin place la prédisposition qu'il distingue des causes prédisposantes « Il faut, dit-il, pour qu'une

(1) Traité des maladies de la peau.

(2) Traité élémentaire des maladies de la peau. 2 vol., 1er fascicule, 1874.

affection parasitaire se développe, un état particulier de l'organisme, indépendant des nombreuses conditions dont nous venons de parler, et sans lequel toutes ces conditions réunies seraient impuissantes; ainsi, qu'on inocule le favus à plusieurs sujets placés dans des conditions à peu près identiques, toujours l'inoculation réussira, mais tandis que chez les uns, une guérison spontanée arrivera en peu de temps; on verra chez les autres le parasite se développer, et la maladie durer jusqu'à ce que l'art intervienne. Comment donc expliquer des effets si différents, si l'on ne veut admettre cet état particulier de l'organisme, que nous avons appelé l'*aptitude* ou la *prédisposition*. L'unique cause des affections cutanées parasitaires est le parasite lui-même.»

M. Bazin, passant à l'étude des affections cutanées parasitaires en particulier, définit les teignes, ainsi qu'il suit : « Affections cutanées, contagieuses, produisant toutes une altération des poils, et selon la période de leur existence, une calvitie temporaire ou permanente. »

Nous aurons donc à examiner dans le cours de cette étude, si la pelade est une affection parasitaire; quel est le parasite qui la détermine. L'étude du parasite et de son habitat nous amènera à discuter si l'affection qu'il produit est une teigne, telle que la comprend M. Bazin. Nous exposerons successivement les symptômes et la marche, le diagnostic et l'étiologie de la maladie. La connaissance détaillée du parasite et de son habitat, nous conduira à nous donner une explication de la calvitie temporaire ou définitive qui termine la maladie. Notre dissertation sera pour ainsi dire la synthèse d'observations recueillies à l'hôpital Saint-Louis, et de quelques faits tirés de la pratique privée de M. le Dr Lailler.

Elle s'inspirera souvent des savantes leçons de M. Bazin. Nous nous séparerons de lui sur des questions de fait que nous interprèterons dans un autre sens. Nous exposerons toujours simplement ce que nous avons vu, sans autre passion que celle de servir au triomphe de ce que nous croyons être la vérité.

---

## CHAPITRE PREMIER.

DÉFINITION. — Nous définirons la pelade :

Une affection cutanée parasitaire, entraînant toujours avec elle la décoloration de la peau plus ou moins marquée, et la chute des poils temporaire, quelquefois définitive.

*Symptômes et marche.* — On peut distinguer trois périodes dans la marche de la pelade. La première est caractérisée par la décoloration de la peau et par la chûte des poils. Il arrive quelquefois, nous l'avons observé, une fois sur 30 malades, que les poils se décolorent avant de tomber. A cette période, on observe du prurit que M. Bazin considère comme l'indice de la germination du parasite. Ce prurit n'est pas constant ; nous ne l'avons observé que cinq fois sur vingt-cinq malades. Quand il existe, il est ordinairement modéré, mais quelquefois cependant assez vif, comme chez une femme dont nous rapportons l'observation (obs. 8).

En même temps que le prurit, on observe une desquamation furfuracée, plus ou moins abondante, analogue à la poussière farineuse du pityriasis capitis. Ces furfures sont surtout abondantes dans une certaine forme de pelade que nous décrirons dans un instant. On les trouve sur les plaques dénudées, mais d'autant plus épaisses qu'on se rapproche davantage de la frontière des surfaces malades. Cette desquamation n'est pas constante. Contrairement à l'opinion de M. Bazin, nous croyons, d'après nos observations, qu'elle est moins fréquente dans la pelade dite décalvante. Ces pellicules épidermiques contiennent toujours le parasite de la pelade, qui est le microsporon Audouini découvert par Gruby en 1843. Cet auteur et M. Robin après lui, déclarèrent n'avoir jamais trouvé le champignon que dans la poussière qui engaîne les poils à leur sortie du follicule ; les poils leur ont toujours paru indemnes d'altération cryptogamique. M. Bazin, au contraire, a affirmé avoir vu des poils altérés directement par le champignon, et a exposé une physiologie pathologique différente. Pour discuter ces deux opinions, il faut que nous fassions connaître les études micrographiques auxquelles s'est livré pour nous M. Malassez; les considérations nouvelles dans lesquelles nous sommes obligé d'entrer, trouveront mieux leur place plus loin, lorsque nous traiterons de la nature de la maladie.

Ces pellicules sont-elles la conséquence d'une irritation locale produite par le champignon? Si la chose n'est pas démontrée, elle est du moins possible dans certains cas. La desquamation aurait alors une grande analogie avec celle qui caractérise la deuxième période de la teigne tonsurante. Par contre, le parasite peut germer sur une tête couverte d'un pityriasis abondant, qui peut lui servir d'abri. Ce qui nous autorise à dire que la desquamation furfuracée n'est pas dans la pelade, exclusivement liée à l'existence du parasite ; c'est que celui-ci existe là où les furfures ne sont nullement évidentes. Notamment, chez un homme dont nous rapportons l'observation, nous avons trouvé avec M. Malassez des spores sur une lamelle épidermique, arrachée avec un de ces poils courts que nous ferons connaître dans un instant; le poil était indemne, décoloré, et atrophié dans sa portion intra-cutanée. Les spores, comme le montre une figure de notre planche, se trouvaient à l'union de la partie aérienne et de la portion cutanée du poil, sans pénétrer dans son intérieur.

Les poils tombent plus ou moins lentement, suivant la forme que revêt la maladie; l'alopécie s'agrandit toujours par la circonférence, si ce n'est dans quelques cas où la maladie affecte une forme serpigineuse. Lorsque la chute est rapide elle est en général un peu diffuse, mais quelquefois elle s'opère par bouquets de poils qui s'arrachent sous le peigne, ou à la moindre traction. Les poils n'ayant subi ni altération de forme, ni décoloration, s'arrachent avec leurs boutons. Lorsque la chute est lente, les poils deviennent sales, de couleur terne, secs, et se flétrissent comme des feuilles mortes. Ils tombent sans bouton; la partie intra-cutanée est effilée ou recourbée en crosse, et moins colorée que la partie aérienne.

Sur le pourtour des plaques, on trouve à cette période à peu près constamment, mêlés aux cheveux sains qui limitent la face surface malade, des poils colorés fortement, longs de 4 à 5 millimètres, ressemblant beaucoup aux cheveux cassés de la teigne tonsurante. Si on essaie de les arracher, en tirant légèrement avec des pinces, ils cèdent très-facilement, et présentent leur partie intradermique, décolorée, terminée en pointe ou recourbée.

Ces poils sont toujours arrachés presque sans bouton et ne cassent jamais sous la pince, quand on les arrache dans le sens de leur implantation. Nous insisterons plus tard sur ce fait, lorsque nous aurons à faire le diagnostic de la pédale, d'avec la forme de teigne tonsurante que M. Bazin a appelée *fausse pélade.*

Les poils qui tombent, examinés au microscope présentent des altérations de forme, de couleur, qui ne sont peut-être pas spéciales à la pelade, mais que nous avons constamment trouvées dans cette maladie.

L'altération de couleur est notable surtout dans la portion intra-cutanée. On voit sur cette portion du poil des bandes transversales, distancées assez régulièrement, et paraissant décrire autour du poil une sorte de spire. Ces bandes presque parallèles ne sont autre chose que des cellules épithéliales de la gaîne interne, adhérentes au poil, et qui ont été retroussées par l'avulsion de celui-ci.

Le pigment a à peu près disparu, et lorsqu'il en existe encore, sa disposition est très-irrégulière, et ne ressemble en rien à sa disposition à l'état normal; on le voit d'autant plus abondant qu'on s'éloigne davantage du point où se trouvait le bouton.

A l'état normal le cheveu s'arrache toujours avec le bouton, très-souvent avec les gaînes; les cheveux qui tombent ou qu'on arrache dans la pelade, ne présentent jamais de gaînes, et très-souvent pas de bouton. Celui-ci nous a paru plus souvent conservé dans ces formes dites ophiasiques par Celse, et dans lesquelles les cheveux tombent très-vite, sans subir préalablement d'altération bien notable dans leur texture. Le bouton, quand il existe, est à peu près décoloré, atrophié, recourbé en crosse ou tordu sur lui-même. On ne distingue plus le chevelu de la racine, qui, à l'état normal, opère l'insertion du bouton sur la papille; ce qui nous montre que le poil avant de tomber est déjà depuis quelque temps détaché de la papille. L'altération de couleur, de texture de cette partie du cheveu, nous indique un défaut de nutrition, dont nous essayerons de donner plus loin une explication. Ces diverses altérations nous font aussi comprendre le peu d'efforts nécessaires à l'avulsion du poil.

On peut encore observer sur des cheveux de pelade des lésions de texture plus avancées. Dans des cas très-fréquents, surtout sur les cheveux qui paraissent cassés, et que l'on trouve constamment à la limite des plaques, on n'observe plus de bouton; la portion intra-cutanée du poil, est effilée, complètement incolore; la partie aérienne, au contraire, est fortement pigmentée, renflée en massue, et présente à son extrémité un aspect fasciculé, comme celui que l'on voit sur des cheveux cassés par le mors d'une pince. Ce qui nous porterait à penser avec M. Lailler, que ces poils courts ne sont que des poils cassés à la sortie du follicule, qui repoussait, ou qui sont refoulés au dehors par une mue pathologique.

Sur la partie aérienne du poil, nous avons observé une lésion qui nous a paru constante. Outre l'altération de couleur que l'on constate facilement à l'œil nu, on voit au microscope de petites éraillures de la portion corticale, plus nombreuses et plus larges qu'à l'état normal, disposées suivant l'axe du poil; quelquefois, les fibres longitudinales sont dissociées par places, le poil s'infléchit à ce point comme un osier sec fortement coudé.

La peau est plus ou moins décolorée, suivant la forme de la maladie, mais on peut dire qu'elle l'est toujours plus ou moins. C'est surtout dans les pelades à marche lente, progressant par la circonfér ence des plaques, que l'on observe l'achromie la plus marquée. En un mot, plus la maladie est localisée, plus elle marche lentement, plus aussi la décoloration de la peau est notable. M. Bazin a cru pouvoir dire dans des leçons faites à l'hôpital Saint-Louis, en 1864, pour réfuter le mémoire de M. Chausit, que la peau dans la pelade achromateuse était plus décolorée que dans la pelade décalvante parce que, dans la première, le parasite pénétrait plus profondément et se nourrissait du pigment. Cette idée toute théorique n'est pas confirmée par l'examen anatomique; les spores du microsporon, ne se trouvent jamais dans le corps muqueux.

La décoloration de la peau, précède en général la chute des poils, et l'accompagne toujours. Elle persiste, comme nous le verrons, jusqu'à la fin de la maladie. A la première période on voit sur la partie décolorée un léger piqueté assez confluent, qui marque l'orifice des follicules pileux, logeant les poils follets qui caractérisent la seconde période de la maladie.

Cette phase de l'affection s'observe concurremment avec les deux autres. Dans ces cas, elle se voit toujours sur la périphérie des surfaces dénudées. C'est là, que l'on trouve de préférence la poussière épidermique qui renferme le champignon, et les poils cassés que nous avons décrits.

Pour une surface de peau donnée, cette première période dure en général un temps très-court; car les poils tombés, ne tardent pas à être remplacés par des poils follets.

La deuxième période est caractérisée constamment par la présence à la surface de la peau, plus ou moins décolorée suivant les formes de la maladie, de poils follets plus ou moins apparents, et qu'il faut pour bien voir, regarder de profil. Ces poils, analogues au duvet des nouveau-nés par leurs caractères physiques, en diffèrent par un caractère anatomique essentiel, que nous ferons connaître dans un instant. Ces poils fins, s'arrachent facilement, généralement sans bouton, présentant le plus souvent une extrémité effilée, tordue sur elle-même. Ils fuient sous l'instrument lorsqu'on les rase; aussi est-il essentiel de raser les malades à contre poil, si l'on veut tirer un bon profit de ce traitement.

Pour une raison facile à comprendre, l'épilation de ces poils est difficile, peu douloureuse, mais constitue un traitement d'une longueur quelquefois désespérante. Ces poils lanugineux peuvent se renouveler sans que leurs caractères physiques changent.

Examiné au microscope, ce duvet ne nous a présenté jamais l'existence de spores. Les poils sont décolorés, présentant sur leur tige un grand nombre d'éraillures que nous avons décrites. M. Malassez a examiné bon nombre de ces poils; pas plus que nous, pas plus que les nombreux observateurs qui avaient fait antérieurement cet examen, il n'a rencontré de spores, ni dans la partie aérienne, ni dans la partie folliculaire du poil.

Notre maître, M. Lailler, nous a affirmé n'avoir jamais vu l'altération cryptogamique que M. Bazin décrit et figure dans ses « *Leçons sur les affections cutanées parasitaires*, » Aussi, nous sommes portés à croire que ces nodosités du poil follet, déterminées par le parasite, décrites et figurées par le savant professeur de St-Louis, sont une exception. Le caractère important qui distingue le poil du duvet peladique, de celui du nouveau-né, c'est que ce dernier n'a jamais une moelle centrale, tandis que le premier en renferme toujours.

En résumé, les poils follets de la seconde période, pas plus que les poils tombés à la première, ne présentent l'existence d'un champignon, ni à leur surface, ni à leur intérieur. Mais toutes les altérations observées à l'œil nu, ou au microscope, paraissent dues à un vice de nutrition spécial, portant d'abord sur la peau qu'il décolore, et par là sur la papille; d'où la chute des poils. Nous reviendrons sur ce point quand nous aurons donné la description détaillée du champignon.

Cette période est la plus longue de la maladie; et chez certains sujets, elle persiste des années, lorsqu'un traitement rationnel n'est pas appliqué.

Quand la maladie passe à la troisième période; les poils follets sont remplacés insensiblement par des poils toujours décolorés, mais devenant de plus en plus rigides. Ceux-ci sont remplacés à leur tour par des poils plus foncés en couleur; la peau se colore en même temps de plus en plus, et prend quelquefois une teinte rose-tendre que nous avons observée chez un malade dont la guérison fut spontanée.

Dans certains cas, surtout de pelade dite décalvante, les poils follets finissent eux-mêmes par ne plus se reproduire, ou s'ils existent, ils sont tellement fins qu'il est impossible de les épiler et de les {raser; l'organe producteur du poil parait avoir subi une altération telle que la calvitie est définitive.

La pelade se termine donc de deux manières : ou bien la peau reprend sa couleur, les poils follets sont remplacés par des cheveux plus rigides et plus foncés, et la guérison arrive d'elle-même; ou bien les poils follets ne sont point remplacés, la peau reste décolorée, et l'alopécie reste irrémédiable.

Nous établissons dans la pelade deux variétés de forme : la pelade achromateuse et la pelade décalvante. Telle était l'opinion de M. Bazin en 1858. Mais dans une publication récente (*Dict. des sciences médicales*, 2e série, article *Microsporon*, 1873), l'éminent praticien n'admet plus qu'une variété de pelade, constituée par son ancienne pelade achromateuse, *porrigo décalvans de Bateman*, et range dans une catégorie spéciale la pelade décalvante, qu'il appelle teigne décalvante, caractérisée par la présence dans les poils du *tricophyton décalvans*.

Malgré l'autorité de M. Bazin, nous ne saurions souscrire à cette opinion; et dire que la pelade décalvante est une affection spéciale. Les recherches anatomiques que nous rapporterons plus loin en détail, nous donnent le droit de dire, que les deux formes de l'affection sont produites par le même champignon.

Comme M. Bazin, nous avons observé chez le même individu les deux formes de l'affection : mais, comme on le verra en lisant notre observation 1re, la pelade n'a pris les caractères de la variété dite achromateuse. qe'en devenant localisée au cuir chevelu. Chez ce malade, l'affection, au début, avait présenté une marche très-rapide ; le pubis et la face avaient été dénudés en deux mois ; elle passe ensuite au cuir chevelu ; là, sous l'influence du terrain peut-être, le mal se localise sur quelques points,et prend les caractères de la pelade achromateuse.

Donc, à côté de la raison toute anatomique que nous donnions à l'instant pour rattacher à une seule et même maladie les deux formes que nous allons décrire , nous devons placer une raison qui ressort de l'examen clinique; en effet, d'après l'exemple que nous rapportons, et d'après d'autres faits invoqués par M. Bazin lui-même, avant qu'il n'eut écrit l'article du Dictionnaire ; on est autorisé à croire que la pelade achromateuse et la pelade décalvante ne sont que deux formes différentes d'une seule maladie, dont la marche et le terrain d'évolution font varier les caractères cliniques. Voilà les raisons pour lesquelles nous persistons à croire vraie l'opinion professée par M. Bazin en 1858.

La pelade achromateuse est le *porrigo decalvans*, de Bateman, et le vitiligo du cuir chevelu et de la barbe, de M. Cazenave. Elle se présente sous la forme de plaques d'un blanc laiteux, arrondies, recouvertes à la seconde période de la maladie d'un duvet très-fin, lanugineux, décoloré, mêlé quelquefois de furfures légères. Ces surfaces s'agrandissent toujours par la périphérie. Elles sont limitées toujours par un cercle de poils sains, très-forts, très-fournis, implantés sur un cuir chevelu qui n'a pas subi la moindre décoloration.

Sur la frontière des plaques, on voit ces poils courts que nous avons décrits plus haut, et qui ressemblent assez aux poils cassés de la teigne tonsurante. C'est surtout dans cette forme que l'on observe ces pellicules abondantes au pourtour des surfaces dénudées. C'est sur un malade ayant une pelade achromateuse que nous avons recueilli les squames qui ont permis à M. Malassez de retrouver le champignon décrit par Gruby. Quelquefois les surfaces malades sont déprimées, dit M. Bazin, comme les parties affectées de favus après la chute des croûtes ; le plus souvent, elles sont au niveau des surfaces voisines.

La peau décolorée de la région semble un peu épaissie, mais sans œdème.

Les poils, avant de tomber, présentent des caractères physiques intéressants ; rarement ils blanchissent tout à fait avant de tomber ; nous rapporterons un exemple de cette décoloration préalable. Le plus souvent ils deviennent secs et prennent une couleur terne, gris sale.

On observe rarement une seule plaque de pelade achromateuse. Presque toujours on rencontre un grand nombre de ces surfaces que nous avons décrites. Tantôt, elles sont séparées par des anneaux de cheveux sains, et donnent à la tête un aspect des plus bizarres. Tantôt ces surfaces, s'agrandissant toujours par leur circonférence, ne forment plus qu'une seule, quelquefois deux ou trois grandes plaques, à bords anfractueux, ressemblant assez à ceux d'une carte géographique en bas-relief.

Dans cette forme, les démangeaisons sont assez fréquentes ; le prurit est, en général, moderé.

Lorsqu'elle n'est pas soumise à un traitement convenable, la pelade achromateuse envahit rarement tout le corps, mais reste localisée au cuir chevelu et à la face. D'après M. Bazin, le mal peut s'arrêter pendant un certain temps et reprendre bientôt sa marche envahissante. On observe quelquefois, nous en connaissons pour notre part trois exemples, des récidives sur les surfaces primitivement affectées, après plusieurs années de complète guérison.

C'est dans cette forme que l'on voit parfois survenir la guérison spontanée. Aux poils follets succèdent rapidement des poils rigides et plus foncés, la peau se colore de plus en plus, et les parties affectées finissent par ne plus se distinguer des parties demeurées saines. M. Bazin dit que c'est là une exception. Hébra, au contraire, affirme que c'est la règle. Nos observations confirment l'opinion de M. Bazin.

Le plus souvent la maladie, abandonnée à elle-même, conduira à une alopécie localisée, mais définitive.

La pelade décalvante ou ophiase de Celse, a une marche beaucoup plus rapide. Elle peut envahir tout le système pileux du corps en l'espace de quelques mois. Elle peut se montrer au début dans toutes les parties velues ; mais le plus souvent, le mal commence à la face et au cuir chevelu.

On peut observer au début du prurit, mais peut-être moins fréquemment que dans la forme précédente.

Dans les trois observations de pelade ophiasique que nous rap-



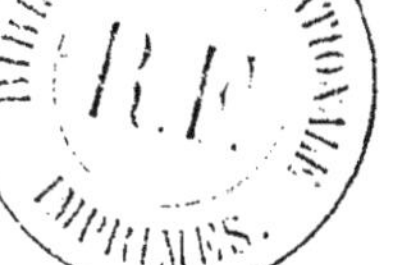

portons, nous n'avons jamais trouvé l'hypersécrétion d'épiderme notable, signalée par M. Bazin.

En même temps apparaît sur un point de la face ou du cuir chevelu une surface qui se dénude tous les jours. Lorsque le mal se montre dabord à la face, il peut envahir tout un côté en deux semaines; il gagne ensuite l'autre côté, dénude les parties homo logues, avec cette circonstance particulière, que les poils du menton et de la moustache tombent les derniers, et sont quelquefois respectés. On pouvait voir, il y a quelques mois, dans le service de M. Lailler, un homme actuellement en bonne voie de guérison, qui était porteur d'une pelade décalvante, chez lequel tous les poils de la barbe étaient tombés à l'exception de quelques-uns, très-foncés, formant ce que l'on appelle *la mouche.*

De la face, la maladie gagne en général le cuir chevelu; elle commence sur une tempe, atteint l'occiput et le front, et rejoin son point de départ, en décrivant une courbe plus ou moins serpigineuse qui envoie des prolongements dans toute la tête.

En six semaines le cuir chevelu et la face peuvent être entièrement dépouillés. C'est là cette forme décrite par Celse sous le nom d'ophiase. Dans cette variété, les poils tombent très-vite, sans qu'on observe au préalable aucune altération dans leurs caractères physiques. Ils tombent quelquefois par bouquets, souvent d'une manière diffuse. On observe à leur extrémité intra-cutanée le bouton moins pigmenté qu'à l'état normal, et qui ne présente jamais ce chevelu radiculaire, qui à l'état sain rattache le poil à la papille.

Comme à la face, on observe au cuir chevelu des régions respectées par le mal; on voit quelquefois à la partie supérieure de la région occipitale, une mèche de cheveux sains, comme un oasis au milieu d'un désert. On observe quelquefois aussi une traînée de cheveux sains disposés en couronne, allant d'une apophyse mastoïde d'un côté, vers l'oreille du côté opposé. Enfin, dans certains cas, la face et le cuir chevelu sont totalement dépouillés. A la limite des surfaces malades, on voit, comme dans la forme précédente, des petits poils courts, paraissant cassés à quelques millimètres du cuir chevelu : ces poils s'arrachent facilement et ne présentent jamais d'altération cryptogamique.

De la tête, le mal peut s'étendre vers la poitrine, sur les bras, au pubis, à l'aisselle et frapper successivement tout le système pileux.

A mesure que les surfaces se dénudent, on voit dans les quinze jours qui suivent, apparaître un duvet fin, lanugineux, complètement décoloré. Ces poils follets sont quelquefois tellement ténus, qu'il faut avoir recours à la loupe pour les voir. On les arrache facilement; ils ont à l'œil nu, et sous le microscope, les caractères que nous avons décrits plus haut. Ils tombent en général d'eux-mêmes, et sont remplacés par des cheveux tout aussi fins, quelquefois plus rigides, mais décolorés. La maladie se termine quelquefois par la guérison spontanée, mais le plus souvent par l'alapécie définitive.

Dans cette forme de la maladie, la peau suivant M. Bazin, conserve sa couleur normale. Nous ne saurions souscrire à cette opinion; les malades porteurs d'une pelade décalvante qui ont été soumis à notre observation, présentaient tous un cuir chevelu plus ou moins décoloré. L'achromie est loin d'être aussi prononcée que dans la pelade dite achromateuse, mais elle existe; la peau paraît un peu hypertrophiée, et glisse facilement sur les os du crâne.

Nous avons cru remarquer que la décoloration de la peau, d'une manière générale, est en raison directe de la lenteur dans la chute des poils, et de la localisation de la maladie.

Ainsi, toute pelade à marche rapide et à forme généralisée, décolore peu la peau : telle est la pelade décalvante. Au contraire, toute pelade à marche lente et à forme localisée, entraîne une achromie très-marquée; telle est la pelade dite achromateuse. C'est là un fait d'observation, dont nous avouons ne pouvoir donner l'explication.

Le diagnostic des deux formes de la maladie sera maintenant facile à faire, nous en résumons les caractères ci-dessous dans un tableau.

| PELADE ACHROMATEUSE. | PELADE DÉCALVANTE. |
| --- | --- |
| 1. Marche lente. | 1. Marche rapide. |
| 2. Localisée le plus souvent à la face et au cuir chevelu, | 2. Pouvant envahir toutes les régions du corps. |
| 3. Disposition ou plaques ovalaires, tantôt séparées, tantôt se réunissant par leur circonférence. | 3. Disposition en larges surfaces, à bords irréguliers, qui s'étendent par trainées sur la tête jusqu'à ce que la calvitie soit complète. |

| | |
|---|---|
| 4. Achromie très-marquée. | 4. Achromie légère. |
| 5. Poils tombant lentement après avoir subi des altérations dans leurs caractères physiques. | 5. Poils tombant rapidement, sans avoir subi la moindre altération dans leurs caractères physiques. |

Durée. — Elle varie suivant la forme de la maladie. La pelade achromateuse a une durée bien plus longue que la pelade décalvante, qui peut ravager toute la surface des corps en moins de six semaines. Lorsque la guérison spontanée doit survenir, la maladie ne dure pas plus de trois mois.

On trouvera dans nos observations deux exemples de pelade achromateuse qui ont guéri en moins de trois mois.

Nous ne saurions dire le temps que l'affection met à déterminer la calvitie définitive.

---

## CHAPITRE II.

Diagnostic. — Le diagnostic de la pelade est en général fort facile; il s'appuie sur un petit nombre de signes qui sont presque tous pathognomoniques. Les affections avec lesquelles on peut confondre la pelade sont : surtout le vitiligo, les diverses espèces de teignes; enfin l'alopécie senile, et l'alopécie symptômatique de l'acné sébacée, des maladies graves. M. Bazin a tracé de main de maître le diagnostic de la pelade d'avec ces diverses affections. Nous lui emprunterons en grande partie le texte de ce chapitre.

« Peut-on éviter, dit cet auteur, (1) l'erreur commise par M. Cazenave, et distinguer toujours aisément, le vitiligo simple (affection dyschromateuse de la peau) du vitiligo parasitaire, ou pelade achromateuse ? Oui, assurément, et voici les caractères qui ne permettent pas la moindre hésitation dans le plus grand nombre des cas. Le vitiligo simple n'a pas son siège de prédilection au cuir chevelu comme la pelade. Les surfaces décolorées n'ont pas une forme ovalaire ou circulaire, mais affectent plutôt une disposition irrégulière; les poils qui les recouvrent ne sont pas toujours altérés dans leurs caractères physiques, et leur décoloration, seule altération qu'on puisse observer, n'existe pas dans

(1) Leçons sur les affections cutanées parasitaires. 1862.

tous les cas. Enfin, et c'est là le plus important caractère, autour des parties blanches dépourvues de pigmentum, dans le vitiligo simple, on trouve une décoloration plus foncée de la peau, une hypersécrétion pigmentaire, qui n'existe jamais dans le vitiligo parasitaire. Il semble que dans le vitiligo simple, il n'y ait pas en somme dans la peau, une moindre quantité de matière pigmentaire ; mais cette matière pigmentaire se répartit inégalement sur les divers points, et de cette inégale répartition, résulte l'affection dyschromateuse. Dans l'autre cas, au contraire, le pigment est détruit, absorbé par le parasite, et non plus refoulé sur les parties environnantes. »

Il est bon d'ajouter que dans le vitiligo simple les cheveux tombent rarement : tandis que dans le vitiligo parasitaire, la chute des poils est constante.

Peut-on confondre les plaques de pelade achromateuse avec les surfaces qui viennent d'être recouvertes de croutes faviques ? En effet, lorsque les surfaces couvertes de teigne faveuse ont été nettoyées, la peau présente un aspect lisse, déprimé un peu en cupule ; de telle sorte qu'on pourrait les prendre pour des plaques de teigne achromateuse, si la couleur n'était bien différente dans les deux cas : d'un blanc de lait dans cette dernière affection, et d'une rougeur plus ou moins intense dans la teigne faveuse (Bazin).

Lorsque le favus arrivé à sa dernière période, a déterminé une alopécie définitive, les surfaces dénudées perdent leur rougeur et leur aspect déprimé ; et présentent une analogie de plus en plus grande avec les plaques de pelade achromateuse. — Si l'on regarde de près, le diagnostic devient facile ; le favus laisse toujours une alopécie avec cicatrices, que l'on ne voit jamais sur les plaques de pelade achromateuse.

La teigne tonsurante dans sa forme ordinaire ne peut être confondue avec la pelade. « Mais dans certains cas, rares d'ailleurs, dit M. Bazin, la teigne tonsurante perd ses principaux caractères : les parties malades gardent ou reprennent leur coloration normale, et n'offrent plus cet aspect bleuâtre, ardoisé, sur lequel nous avons tant insisté tout à l'heure ; en même temps, les points formés par les follicules pileux disparaissent et les plaques ne sont plus ni mamelonnées, ni saillantes dans leur totalité ; de sorte qu'au premier abord l'affection peut-être prise pour une pelade achromateuse. Aussi ai-je donné à cette forme de teigne tonsurante le nom de *fausse pelade*, pour exprimer en même temps, l'analogie d'aspect, et la différence de nature des deux affections que l'examen des poils permet le plus souvent de distinguer l'une de l'autre, sans qu'il soit nécessaire de recourir au microscope. En effet, dans le cas de fausse pelade, on observe, à la surface de la plaque dénudée, des points noirâtres formés par des poils cassés à 1 ou 2 millimètres de cette surface; — dans la vraie pelade, on ne trouve, sur la plaque, que de petits poils fins et décolorés que la pince peut extraire avec leur racine. »

Si l'on ne s'en rapportait qu'à l'existence des poils cassés, le diagnostic de la pelade et de la fausse pelade, pourrait encore offrir quelques difficultés. M. Lailler nous a affirmé avoir souvent cru à une fausse pelade, telle que l'a décrite M. Bazin, lorsqu'il trouvait sur la frontière des plaques dénudées de petits poils noirs, cassés à 1 ou 2 millimètres du cuir chevelu. Comme nous l'avons dit au chapitre précédent, il existe à peu près constamment à la limite des plaques de pelade vraie, achromateuse ou décalvante, de petits poils noirs cassés à quelques millimètres de la surface malade. Dans ces cas, voici les caractères qui fixeront notre diagnostic : Les poils cassés appartenant à la fausse pelade, occupent tout aussi bien le centre de la plaque que la périphérie; et puis, caractère important, ils casseront sous la pince, et fourniront au microscope un état plus ou moins avancé d'altération tricophytique. Les poils cassés de la vraie pelade, au contraire, occupent toujours la limite de la surface malade, s'arrachent sous la pince avec leur racine au lieu de se briser; et enfin ne présentent jamais au microscope aucune altération cryptogamique.

« Dans la pelade décalvante, dit M. Bazin (seule variété qui puisse être confondue avec les différentes espèces d'alopécie), la calvitie a lieu par places; elle occupe indistinctement toutes les régions du cuir chevelu. Dans l'alopécie sénile, ce sont ordinairement les régions antérieures et latérales de la tête qui sont dénudées. Dans la véritable alopécie syphilitique, la chute des cheveux a été précédée de syphilides et d'exostoses. Dans la convalescence des maladies graves, comme dans l'acné sébacée, elle a lieu irrégulièrement et presque simultanément sur toutes les parties du cuir chevelu, de sorte que les cheveux sont plus rares, plus clair-semés sur toute la tête, sans qu'on observe jamais, comme dans la pelade ophiasique, ces trainées blanches, ordinairement de forme serpigineuse, résultant d'une plus complète dénudation ; en outre, dans l'acné sébacée, la tête est couverte d'un enduit huileux, brunâtre et rougeâtre. L'acné pilaris produit quelquefois, sur le cuir chevelu et sur d'autres régions velues, une dénudation par plaques, qui pourrait être prise pour de la pelade et plus particulièrement pour de la pelade achromateuse déprimée ; mais dans cette variété de l'acné, la dénudation a été précédée de groupes pustuleux ; elle est consécutive, tandis qu'elle est primitive dans la pelade.

Le lupus erythémateux du cuir chevelu peut simuler la pelade achromateuse au point d'embarrasser les médecins les plus habiles. A la période d'état du lupus, le bourrelet circonférentiel accompagné d'une rougeur légère, est un signe distinctif de la plus haute importance. Mais quand le lupus est guéri, ce signe disparait et l'affection offre encore avec la pelade achromateuse, tout autant, si ce n'est plus d'analogie. Alors il faut avec le plus grand soin, examiner les surfaces dénudées ; dans la pelade, de nombreux poils existent, visibles à l'œil nu et à la loupe ; dans le lupus erythémateux il n'en reste pas trace et l'on a sous les yeux de véritables cicatrices. »

Pronostic. — De toutes les affections qui frappent le système pileux, la pelade est aujourd'hui celle qui compromet le plus son existence. M. Bazin n'a jamais observé dans le cours de cette maladie, le moindre retentissement fâcheux sur la santé générale. L'observation de M. Lailler et la nôtre confirment cette opinion. M. Hardy, rapporte cependant dans ses leçons, l'exemple d'un enfant, dont tout le système pileux avait été enlevé, qui était frappé d'une sorte de dépérissement et de cachexie. Le pronostic varie, suivant la forme de la maladie ; la pelade achromateuse à forme localisée et à marche lente, est moins grave que la pelade décalvante, qui peut dénuder en quelques mois toute la surface du corps.

La calvitie est d'autant plus à craindre que la maladie est plus ancienne ; car la peau, et l'organe producteur du poil ont subi alors une telle altération dans leur vitalité, qu'on ne peut guère espérer les voir donner naissance à une chevelure aussi puissante que celle qui était tombée. Aussi dans ces cas la curation est difficile, et longue à obtenir.

Mais toujours le pronostic n'est pas aussi grave. La pelade, surtout la forme achromateuse guérit quelquefois spontanément; nous en rapportons deux exemples dans nos observations ; notre maitre, M. Lailler nous a affirmé avoir vu des cas assez nombreux d'une terminaison aussi favorable.

---

## CHAPITRE III

**Étiologie.** — Les causes qui contribuent à l'évolution de la pelade, comme à l'évolution de toute maladie parasitaire, sont de deux ordres : les causes prédisposantes et la prédisposition et les causes déterminantes.

1° *Causes prédisposantes.* — Aucun âge n'est à l'abri de la pelade; cependant l'enfance et l'adolescence y sont plus exposées que l'âge mûr. Ainsi sur 186 cas de pelade traités au dispensaire de l'hôpital Saint-Louis depuis le 1er janvier 1869, nous avons trouvé 125 cas de 1 an à 20 ans, et 61 cas seulement de 20 à 60 ans.

Comme pour les autres maladies parasitaires, le sexe masculin semble plus prédisposé à la pelade que le sexe féminin. Ainsi sur les 125 cas de la première catégorie, nous trouvons 75 garçons et 50 filles; dans les 61 cas de la seconde catégorie, nous voyons 49 hommes, et 12 femmes seulement.

Le tempérament des sujets ne nous a pas paru jouer un grand rôle dans l'évolution de la maladie. Tous les sujets qui ont été soumis à notre observation, étaient d'une bonne santé et ne présentaient les caractères d'aucune maladie constitutionnelle. Cette observation a été faite bien avant nous par M. Bazin, qui en a fait valoir tout le prix pour répondre aux prétentions de certains auteurs *parasitophobes*, comme il les appelle, qui soutenaient que les maladies parasitaires étaient le produit du mauvais état constitutionnel de l'individu.

A côté des causes prédisposantes, M. Bazin place la prédisposition ; ce que nous appellerions mieux l'aptitude, ou les conditions de terrain. En effet, le parasite ayant une fois germé sur un terrain peut mourir, ou s'y développer avec plus ou moins de rapidité ; s'il meurt, c'est que le terrain n'aura pas été favorable à son développement ; le sujet n'aura pas d'aptitude à nourrir tel ou tel parasite. Les conditions de terrain seront d'autant plus favorables que le parasite se développera avec plus de rapidité, et constituera une affection d'autant plus étendue, et d'autant plus rebelle à un traitement rationnel. Quel est le praticien dermatologiste qui ne se soit aperçu que telle teigne soignée de la même façon, chez deux individus à peu près également bien constitués, résiste chez l'un au traitement avec une ténacité désespérante, tandis que chez l'autre, quelques mois suffiront à le débarrasser de son affection ? Pour expliquer cette différence, n'est-il pas raisonnable d'admettre que les conditions de terrain, sont plus favorables dans le premier cas que dans le second ? Nous ne pouvons définir cette aptitude parce que nous ne connaissons pas les conditions de développement de ces végétaux inférieurs. Nous croyons n'avoir pas à nous défendre d'admettre pour les maladies parasitaires, une prédisposition lorsqu'elle est admise pour toutes les maladies contagieuses en général, et même pour celles qui ne le sont pas.

2° *Causes déterminantes.* — Dans toute affection parasitaire, la cause déterminante est le parasite lui-même.

La description du champignon que nous allons donner, est tirée d'une note inédite de M. le Dr Malassez, note présentée à la société de Biologie, dans sa séance du 27 décembre 1873, et qui sera publiée au mois de mars, dans les Archives de physiologie : voici ce travail in extenso.

En 1843, Gruby annonçait à l'Académie des sciences qu'il venait de découvrir un champignon parasite, dans cette forme de teigne, qu'on appelait alors le porrigo décalvans. Il regardait ce champignon comme cause de la maladie, et lui donna le nom de microsparon Audouini.

Cette importante découverte fut vérifiée par un certain nombre d'observateurs, par M. Bazin entre autres, qui rangea dès lors la teigne décalvante dans le groupe des affections cutanées parasitaires. Mais il faut bien le dire, la plupart des micrographes et des dermatologistes ne purent retrouver le champignon de Gruby. Ces résultats négatifs auxquels vinrent s'ajouter dans la suite, certaines hésitations de l'un des défenseurs les plus autorisés de la nouvelle découverte de M. Bazin, jetèrent le plus grand trouble dans les esprits. Aussi voyons-nous aujourd'hui certains cliniciens nier énergiquement l'existence du microsparon, et ceux qui admettent la nature parasitaire de la pelade s'appuient plutôt sur la marche clinique de la maladie, que sur la constatation réelle du parasite.

A la fin de l'année dernière, j'ai pu revoir et étudier le champignon de la pelade, grâce, je me fais un plaisir de le dire, à M. Courrèges externe distingué des hôpitaux, sur des malades reconnus atteints de cette affection par son maitre, M. le Dr Lailler. Il prit non-seulement, les cheveux de la périphérie des plaques, comme on était dans l'habitude de le faire, mais aussi les pellicules que l'on obtient en raclant légèrement le cuir chevelu au niveau de ces plaques. Heureuse idée ! Car c'est là, comme nous l'avons constaté depuis, que le parasite est le plus abondant, et qu'on peut le trouver alors que les cheveux en sont complètement dépourvus.

Les préparations employées dans ce genre de recherches, ne m'ayant pas satisfait, j'ai imaginé et adopté les suivantes :

1° Les pellicules épidermiques, recueillies, comme il a été dit, sont dissociées et agitées soit dans de l'éther, soit dans de l'alcool absolu. Lorsqu'on les suppose bien dégraissées, on les lave de nouveau dans de l'alcool absolu, n'ayant pas encore servi à cet usage ; puis on les monte dans une solution d'acide phénique au centième. Si elles ne sont pas bien dissociées, les préparations ne sont pas assez transparentes, si elles ne sont pas bien dégraissées, si l'alcool mis en dernier lieu contient de la graisse dissoute, les préparations sont obscurcies par des granulations ou des gouttelettes graisseuses qui peuvent induire en erreur.

2° Les cheveux sont dégraissés de la même façon et montés dans un mélange d'eau et de glycérine à parties égales, légèrement acidifié avec de l'acide acétique.

3° Enfin M. Courrèges, ayant enlevé sur des plaques de pelade de petits lambeaux de peau semblables à ceux que l'on prend pour faire des greffes épidermiques, je les ai fait durcir dans de l'alcool absolu, puis j'en ai pratiqué des coupes que j'ai coloriées au picrocarminate et montées dans un mélange d'eau et de glycérine à parties égales.

Or, voici ce que j'ai constaté sur ces différentes préparations :

I. *Pellicules épidermiques.* — En employant un assez fort grossissement, on trouve sur un grand nombre de cellules épithéliales dissociées de petits corps réfringents, sphériques ou ovoïdes, mesurant au plus de 0,004 à 0,005.

Ces petits corps ne sont pas des granulations graisseuses comme on l'a supposé, parce que des granulations graisseuses n'auraient pas des dimensions aussi limitées; parce qu'il est difficile d'admettre que ces granulations aient résisté à l'action dissolvante de l'éther et de l'alcool absolu; parce qu'enfin ayant, d'après les conseils de M. Ranvier, traité quelques-unes de ces préparations par l'acide osmique, ces petits corps ne se sont pas colorés en noir.

On peut distinguer dans ces spores un certain nombre de types. Ne considérons d'abord que les spores sphériques.

1o Les plus grosses mesurent de 0,004 à 0,005. En mettant bien au point leur partie supérieure, elles apparaissent sous la forme d'un point brillant, entouré d'une bordure noire. (Pl. I. fig. 1, no 1). En baissant un peu le foyer, de manière à obtenir une coupe optique de l'objet, on distingue un contour très-net, tout d'abord, le centre est clair, le bord plus foncé, gris (id. 2); mais en baissant encore le foyer, le centre devient au contraire plus foncé et le bord plus clair (id. 3); puis en baissant davantage tout devient fonc (id. 4). Il semble donc qu'il existe dans ces spores une paroi et un contenu; la paroi paraît parfaitement homogène, et le contenu, sans granulations ni noyaux.

Quelques-unes de ces spores présentent un petit bourgeon de dimension variable, les plus gros ont environ 1 μ 5 de diamètre. Ces bourgeons procèdent de la paroi; ils ne présentent pas de double contour; le contenu des spores ne semble pas y prendre part (id. 5).

Je rapprocherai de ce type de spores des corps de même dimension, mais qui ne se présentent plus sous la forme de sphères réfringentes à double contour, on dirait de véritables anneaux. Brillants, lorsqu'on les met bien au point (id. 3), ils deviennent foncés lorsqu'on baisse l'objectif (id. 7). On peut aussi rencontrer des anneaux incomplets sous forme de C plus ou moins ouvert (id. 8) et, à côté, des granulations allongées et courbes qui paraissent être des anneaux incomplets qui se sont segmentés (id. 8). J'ai observé ces corps en grande quantité chez un malade qui avait été traité par des lotions parasiticides; les spores étaient devenues en même temps très-rares, tandis qu'avant le traitement les spores étaient nombreuses et ces corps en petite quantité. Sur des pellicules de pityriasis versicolor conservées pendant plus de deux ans dans du papier, j'ai trouvé également un grand nombre de ces anneaux complets ou incomplets: tandis que sur des préparations faites au moment où les pellicules avaient été recueillies (préparations conservées ou dessinées) les spores étaient pour la plupart sphériques ou réfringentes. Ces différents faits me portent à penser que ces anneaux ne sont que des spores vidées, des cadavres de spores plus ou moins altérés.

2° A côté de ce type de spores, il en existe un autre de diamètre plus petit, 0,002 environ (fig. I, 9), et chez lequel je n'ai pas vu nettement de double contour. Mais comme dans le type précédent, ces spores peuvent avoir des bourgeons; les bourgeons mesurent 0 μ 25 à 1 μ (id. 10). On trouve aussi des anneaux de même dimension que les spores, qu'on peut regarder comme étant leurs cadavres (id. 11).

Je n'oserais affirmer que ce type soit spécial à la pelade, et je ne saurais dire s'il faut le regarder comme une espèce différente du type précédent, ou si on doit le considérer, soit comme une variété, soit comme un état moins avancé de développement.

3° Dans un troisième groupe, je range les spores ayant un diamètre inférieur à 2 μ (fig. I, 12), les plus petites que j'aie pu mesurer avaient 1/4 de μ. Elles n'ont pas de double contour appréciable; elles ne présentent pas de bourgeons, et je ne crois pas avoir vu d'anneaux qui puissent leur correspondre. Leurs cadavres se présentent probablement sous la forme de simple masse semblable aux débris des anneaux provenant de spores précédemment décrites.

Ces petites spores paraissent tout à fait semblables aux bourgeons des spores plus grosses; elles sont probablement de même espèce, mais à un état moins avancé de développement. Elles seraient donc, d'après cette manière de voir, des spores jeunes, des spores filles, des sporules en un mot; tandis que les autres seraient des spores adultes, lesquelles pourraient être de deux espèces: une grosse et une petite. C'est ainsi que je les désignerai dans ce qui va suivre.

J'ai dit qu'on pouvait encore rencontrer des spores ovoïdes. Ces spores présentent également un certain nombre de types différents.

Comme on ne les constate pas sur toutes les plaques de pelade, tandis qu'on peut les trouver soit en dehors des plaques, soit même chez des personnes qui ne sont pas atteintes de cette maladie, leur présence ne paraît donc pas liée à la pelade, aussi les passerai-je sous silence dans cette étude; je les décrirai à propos du pityriasis dans l'un des prochains numéros de cette publication.

En étudiant, non plus des cellules épithéliales dissociées, mais des pellicules épidermiques tout entières, on peut se rendre compte de la disposition de ces spores. Les unes sont disséminées en groupes peu nombreux; les autres sont réunies en grand nombre et forment ainsi des plaques plus ou moins étendues; ces plaques se voient assez fréquemment autour des orifices des follicules pileux qu'elles entourent à la façon d'une bordure,

Parmi les spores isolées, on peut rencontrer les trois types que j'ai indiqués. Les grosses spores et les sporules paraissent être sans ordre, tandis que les petites spores sont souvent rangées au nombre de 3, 4 ou 5 au plus, constituant ainsi de petits chapelets très-courts (fig. II, 1). Dans les plaques on trouve également les différentes variétés que j'ai dites; elles semblent mélangées sans ordre apparent (id. 2); cependant si on considère seulement, soit les grosses spores, soit les petites, on peut retrouver des séries linéaires entre lesquelles on voit les sporules et les spores mortes ou en destruction. Les spores isolées sont évidemment de jeunes colonies, et les plaques de vieux centres de développement. Cela rappelle assez, comme aspect d'ensemble, ces champs incultes, abandonnés aux ronces et aux ajoncs; ces plantes sont, les unes isolées et disséminées çà et là, les autres réunies en fourrés plus ou moins étendus.

II. *Cheveux.* — Comme je l'ai déjà dit, les spores se voient beaucoup plus rarement sur les cheveux; elles ne siégent alors ni dans la racine ni dans la tige, mais seulement à la surface de la tige du cheveu (fig. III), et encore ne reposent-elles pas directement sur cet organe, mais sur des cellules épithéliales qui ne lui appartiennent pas. Ces cellules sont situées en dehors de la couche épithéliale, elles sont tout à fait semblables à celles que donnent les cellules épidermiques; elles proviennent très-certainement de l'épiderme cutané (id. 2). Elles ont probablement été transportées soit mécaniquement par l'action du peigne, soit par suite du simple accroissement du cheveu ; elles semblent n'être là qu'un accident. On les rencontre à des hauteurs variables, elles forment autour du cheveu un anneau plus ou moins complet. Les spores que j'y ai rencontrées étaient surtout des spores de 4 μ, et quelques sporules. Ces spores étaient pour la plupart rangées en chapelets très-courts, courbes ou rectilignes. Les cheveux sont souvent décolorés, cassants, atrophiés, mais leur structure n'est pas sensiblement modifiée; leur épithélium n'est pas détruit.

III. *Coupes de peau.* — J'ai cherché tout d'abord quel était le siége exact des spores.

Je n'en ai trouvé ni dans la couche muqueuse de l'épiderme, ni dans la couche intermédiaire, ni dans les parties profondes de la couche cornée, mais seulement dans les parties les plus superficielles de cette dernière couche.

Quelques-unes se trouvaient à la face libre de cette couche (il est probable qu'un grand nombre d'entre elles, ont dû être détachées dans les manœuvres de la préparation), d'autres se trouvaient interposées entre des cellules épithéliales; j'en ai vu sur des cellules épithéliales en partie détachées. Ces spores semblent donc se développer soit à la surface de l'épiderme, soit entre les lamelles les plus superficielles, qu'elles doivent finir par détacher mécaniquement, sous forme de pellicules.

Je n'ai pas non plus constaté de spores dans les follicules pileux, mais seulement au niveau de l'orifice de ces follicules dans les cellules épithéliales les plus superficielles de la couche cornée. L'épiderme cutané m'a présenté là une altération importante. Au voisinage de l'orifice du follicule, sa couche cornée s'hypertrophiait considérablement, et se continuait avec la gaine interne du follicule également très-hypertrophiée. Sur une de mes préparations (fig. 4, 3) son épaisseur qui était de 4 μ à quelque distance du cheveu, était de 60 μ au niveau de l'orifice; elle était donc 15 fois plus épaisse ; quant à la gaîne interne, elle formait autour du cheveu au niveau de la sortie, une enveloppe de 80 μ de diamètre (id, 4). Les lambeaux de peaux que j'ai eus à ma disposition n'étaient pas suffisamment épais, je ne sais jusqu'où cette altération se prolonge. Cette hypertrophie parait avoir pour point de départ, soit les cellules profondes de la couche cornée, soit les cellules superficielles de la couche intermédiaire, un grand nombre de ces cellules ont subi l'altération vésiculeuse, et il existe dans cette couche hypertrophiée des fentes et des espèces de lacunes.

La couche intermédiaire (id. 2) est également augmentée d'épaisseur, sur la même préparation que plus haut, elle parait de 4 à 6 μ de hauteur

En un mot, il se développe là un véritable pityriasis pilaris. Or, on conçoit qu'une telle lésion doive gêner singulièrement la nutrition du cheveu, et lui enlever beaucoup de sa solidité. Il est là comme étouffé au milieu de cet amas de cellules épithéliales, et lorsqu'elles viennent à tomber, il se trouve sans soutien au milieu d'un follicule élargi ; de là probablement et l'altération des cheveux, et l'alopécie de la pelade.

Jusqu'à présent, je n'ai parlé que de spores et pas de tubes, c'est qu'en effet, quels que soient le mode de préparation, et le degré de grossissement employé, je n'ai jamais pu en constater une seule fois de bien évidents : et à ce propos, je rappellerai une erreur déjà signalée, et qu'il est vraiment difficile d'éviter quand on se sert de réactifs éclaircissants, et qu'on n'emploie pas des objectifs à foyers très-précis. Dans ces conditions, les cellules épithéliales vues de face, sont à peine distinctes ; mais si un de leurs bords est relevé, ce bord vu de champ apparait comme une ligne réfringente, c'est tout ce que l'on voit nettement de la cellule épithéliale; si deux bords voisins sont relevés, on aperçoit alors deux lignes réfringentes sous un angle variable ; et on peut prendre ces deux figures, la première pour un tube simple, la seconde pour un tube ramifié. Quand on n'emploie pas de réactifs éclaircissants et qu'on se sert de bons objectifs, l'erreur est plus facile à reconnaitre ; en effet, on distingue plus facilement les bords de la cellule, et si on suit ces bords en faisant varier la hauteur du foyer, on peut voir que ces lignes réfringentes sont bien des coupes optiques d'une lame transparente, et puis quand le bord relevé est oblique, la ligne réfringente change de place latéralement, à mesure que le foyer change de hauteur, tandis que si c'était un tube, l'image disparaitrait. Je pense donc que cette espèce de champignon manque de tubes ; ou bien que s'il en possède, c'est sur d'autres terrains et dans d'autres milieux.

Quoiqu'il en soit de ces détails, l'existence d'un champignon parasite dans la pelade me parait indiscutable ; dans tous les cas que nous avons examinés, M. Courrèges et moi, nous l'avons toujours trouvé, et je suis persuadé que tous ceux qui voudront récolter les matières d'examen de la même façon, leur faire subir les mêmes préparations, pourront le constater comme nous.

Je n'ai pas constaté de différences entre les champignons provenant de diverses formes cliniques de la pelade; s'il existe des différences anatomiques, elles doivent porter plutôt sur la proportion des différents types de spores et sur leur disposition les unes par rapport aux autres. Les faits que j'ai observés ne sont pas assez nombreux pour que j'aie pu me former une opinion à ce sujet.

Quant à savoir si le parasite est cause ou effet de la maladie, c'est une question qui est du domaine de la pathologie et sur laquelle je n'ai pas à me prononcer.

Je ne m'occuperai pas davantage de la question de savoir dans quelle classe naturelle on doit ranger ce champignon, je laisse ce soin à d'autres plus compétents. Je ferai remarquer seulement qu'il est très-différent du *microsporon furfur,* et qu'il me parait difficile de le placer à côté de ce parasite et dans le même groupe que lui (1). Il se rapprocherait plutôt du Tricophyton.

*Resumé.* — Il existe dans la pelade un champignon parasite.

Ce champignon occupe les parties les plus superficielles de la couche cornée de l'épiderme; on le trouve entre ou à la surface des cellules épithéliales de cette couche.

Il ne se rencontre qu'accidentellement sur les cheveux, et encore siége-t-il sur des cellules épithéliales qui proviennent de l'épiderme cutané.

Il est uniquement constitué par des spores sphériques très-petites. On peut en distinguer trois types :

1° Les premières mesurent de 4 à 5 μ, un double contour, peuvent avoir des bourgeons. Ce sont les grosses spores.

2° Les secondes mesurent de 2 μ à 2, 5 μ, n'ont pas de double contour, peuvent avoir des bourgeons; sont les petites spores.

3° Les troisièmes ont un diamètre inférieur à 2 μ un contour simple, pas de bourgeons; ce sont les sporules.

Les spores ovoïdes ne sont pas spéciales à la pelade et paraissent appartenir à une autre espèce de champignon.

(1) Robin. Histoire naturelle des végétaux parasites qui croissent sur l'homme et sur les animaux vivants. 1853.

Il n'existe pas de tubes, mais seulement des petits chapelets de 5 à 6 spores au plus.

Ces résultats confirment la découverte de Gruby dans ce qu'elle a d'essentiel; ils sont en rapport avec les siens sur certains points; mais sur d'autres ils sont en complet désaccord (1); et cependant le porrigo décalvans d'alors est bien la pelade d'aujourd'hui!

Pour compléter cette étude, nous jugeons utile de présenter dans un tableau, les caractères micrographiques des champignons qui sont la cause déterminante, du favus, de la teigne tondante, du pityriasis versicolor, et de la pelade.

| *Achorion Schœnleinii.* | *Tricophyton tonsurans.* | *Microsporon furfur.* | *Microsporon Audouini.* |
|---|---|---|---|
| 1° Spores variant de $0^{mm},004$ à $0^{mm},006$ et demi. | 1° Spores variant de $0^{mm},003$ à $0^{mm},006$, en moyenne $0^{mm},005$ | 1° Spores variant de $0^{m},004$ à $0^{m},006$ de diamètre. | 1° Spores variant de $0^{m},001$ à $0^{m},004$ de diamètre. |
| 2° Tubes droits ou ramifiés constants. | 2° Tubes moniliformes constants, | 2° Tubes sporophores constants. | 2° Jamais de tubes sporophores. |
| 3° Habite le follicule pileux ou entre les lames de l'épiderme et apparaît au dehors sous forme de godets. | 3° Habite l'intérieur des poils et leur forme une gaîne de 2 à 3 millimètres au-dessus de la peau. | 3° Habite entre les lames de l'épiderme. | 5° Habite la surface de l'épiderme et entre les lames de celui-ci. |

Après avoir rapporté une description détaillée du champignon de la pelade; est-il utile de nous demander si la maladie est contagieuse? Toute maladie parasitaire doit être nécessairement contagieuse. Nous avons établi que la pelade était une maladie parasitaire; voyons si pour cette affection, les faits viennent confirmer ce qu'indique la théorie. Il est en effet plus difficile pour la pelade, que pour les autres espèces de teignes, de surprendre la contagion. On connait cependant des faits où ce mode de transmission est incontestable.

(1) On pourra en juger par les quelques citations suivantes extraites des mémoires de Gruby.

« Le microsporon Audouini commence son développement à la surface des cheveux, à 1 ou 2 millimètres de l'épiderme.

« Ces cryptogames sont composés de branches, tiges et sporules. Les branches prennent naissance dans le tissu des cheveux.

« L'épithélium qui tapisse la surface des cheveux perd son éclat et sa cohésion. Il tombe peu à peu. »

En 1839, le Dr Gillette publia dans la *Gazette médicale*, un exemple bien concluant de contagion de pelade achromateuse. Un enfant porteur d'une place dégarnie de cheveux, située au devant de l'oreille, entre dans un collége de Paris. Le médecin de l'établissement ne croit pas utile de séquestrer cet enfant. Quinze jours après, le voisin d'étude, eut la tête dépouillée dans une largeur un peu moins grande. Depuis ce temps, et dans la même étude, dit Gillette, six autres élèves ont été atteints et toujours brusquement.

M. Lailler, nous a communiqué un fait, également très-intéressant. Il s'agit d'une jeune fille, qui étant allée passer l'été à la campagne s'était servie du peigne d'une de ses amies qui portait à la tête deux places dénuées de cheveux. Cette jeune personne ramenée à Paris est soumise, sur les conseils de M. Lailler à l'épilation, et aux frictions avec pommade hydrargyrique, la guérison est complète au bout de trois mois. Trois ans plus tard, elle se retrouve avec la même personne qui lui a transmis la maladie la première fois, et qui porte à la tête, encore, les deux plaques dénudées d'autrefois. Elle la peigne, sans se servir pour elle des mêmes instruments de toilette. Depuis trois semaines deux plaques d'un blanc laiteux se sont formées sur la tête.

Notre observation IV offre l'exemple de la transmission de la maladie de la mère à son enfant.

Nos observations IX et X n'offrent-elles pas un exemple de contagion comparable, au fait cité par Gillette en 1839?

Après ces exemples que l'on pourrait multiplier, si l'esprit était attiré vers ce point d'observation, nous avons le droit de conclure à la nature contagieuse de la pelade.

La transmission de la maladie peut se faire de trois manières 1° par l'air, 2° par contact médiat, 3° par contact immédiat. Le plus souvent, l'air est le véhicule des spores de microsporon, qu'il transporte de la même façon que les spores des cryptogames parasites qui vivent sur des végétaux d'une organisation plus élevée.

## CHAPITRE IV

Nature. — Connaissant les symptômes et la marche de l'affection, ayant étudié le parasite que l'on trouve sur les surfaces malades, il nous sera facile d'indiquer dans le cadre nosologique, la place où nous rangeons cette curieuse maladie. Nous essaierons ensuite, d'après les faits anatomiques nouveaux rapportés ci-dessus, de donner une explication de la terminaison par alopécie.

Auparavant, examinons quelques doctrines soit françaises, soit étrangères, qui sont actuellement professées.

Hebra (*Traité des maladies de la peau*, 2e vol., 1er fasc., 1874) décrit une variété de pelade (achromateuse), sous le nom d'alopécie areata. Cet auteur ne croit pas à la nature parasitaire de la maladie, et pour toute réfutation il écrit cette phrase, page 208 : « Nous avons dit plus haut que Gruby a cru trouver un champignon » dans l'alopécie areata, le microsporon Audouini, mais que jamais aucun autre dermatologiste n'a vu ni ce champignon ni un « autre, et que cela doit venir de ce que Gruby a confondu l'alopécie areata avec l'herpes tonsurant. »

Et plus loin : « Si nous tenons compte des résultats peu satisfaisants que les examens anatomiques répétés ont fourni soit à « moi, soit à d'autres auteurs ; si, d'un autre côté, nous réfléchissons que l'opinion émise par Gruby sur l'existence d'un champignon dans l'alopécie areata est tout à fait *isolée*, et que certainement elle s'applique non à cette maladie, mais à l'herpès « tonsurant, nous arrivons par un chemin plus court que Rindfleisch au même résultat que lui, c'est-à-dire à admettre que « l'alopécie areata est produite par une lésion de l'influx nerveux « qui se traduit par un trouble de nutrition (trophonévrose) dans « la formation et la reproduction des cheveux. »

Nous ne croyons pas qu'on puisse faire à Hebra le reproche qu'on nous adresse souvent de ne pas connaître ce qui est écrit et professé à l'étranger. Cependant le professeur de Vienne affirme qu'aucun dermatologiste n'a vu, ni décrit le champignon découvert par Gruby. Nous n'apprendrons pas à Hébra qu'il y a eu à l'hôpital Saint-Louis un dermatologiste éminent, M. Bazin, qui a professé vingt ans la doctrine de Gruby, et qui, à n'en pas douter, n'a pas confondu l'alopécie areata ou pelade achromateuse avec l'herpès tonsurant.

Si Hebra veut bien se rappeler les caractères de la maladie qu'il a dû lire dans le mémoire de Gruby et dans les leçons de M. Bazin, peut-il réellement être convaincu que la description faite par ces deux auteurs se rapporte à l'herpès tonsurant? Nous ne pouvons donc prétendre, avec cet auteur, que la doctrine de Gruby enseignée vingt ans par Bazin, et en même temps par M. le professeur Hardy, est tout à fait isolée, et certainement applicable, non à l'alopcie aerata, mais à l'herpès tonsurant.

Le professeur de Vienne rejetant la nature parasitaire de la pelade, admet que cette affection est produite par une lésion de l'influx nerveux, qui se traduit par un trouble de nutrition (trophonévrose) dans la formation et la reproduction des cheveux.

A l'appui de sa théorie, il cite un cas rapporté par Wilson, d'une dame frappée d'alopécie areata, après une forte névralgie. Nous ne voyons là qu'une simple coincidence; car une alopécie survenant à la suite de fortes névralgies est toujours diffuse, et non disposée par plaques comme dans l'alopécie areata.

Ensuite Hebra, toujours d'après Wilson, cite l'exemple suivant : Deux sœurs, un de leurs oncles et le père de celui-ci sont successivement ou simultanément (l'auteur ne le dit pas) frappés par la maladie. C'est pour lui une disposition héréditaire à une névrose spécifique, tout comme à des névroses d'un autre genre. Les observations de M. Bazin, celles de nos maîtres, et les nôtres, ne nous autorisent pas à confirmer une pareille opinion, quoique pour notre compte nous ayons toujours consulté les antécédents du malade.

Pour Hebra, la distribution des nerfs à la surface de la peau, vient corroborer l'hypothèse qui attribue l'alopécie areata à un trouble de l'innervation. Nous ferons remarquer que les plaques d'alopécie areata ou pelade achromateuse sont loin de correspondre aux surfaces innervées exclusivement par tel ou tel nerf. Il arrive très-souvent qu'une plaque commence à l'occiput, innervé par le nerf d'Arnold, et s'étende en peu de temps sur un département de la tête innervée, par exemple, par une des branches du trijumeau.

D'ailleurs, y a-t-il la moindre analogie entre la disposition des plaques de pelade achromateuse, et cette éruption survenue sous l'influence d'une névrite, le zona, qui suit avec une régularité parfaite la distribution des branches nerveuses. Nous ne trouvons dans les caractères cliniques de l'affection, rien qui vienne, à notre avis, donner raison à l'hypothèse ingénieuse d'Hébra.

Nous nous trouvons maintenant en face de la doctrine professée en France depuis Gruby; doctrine d'après laquelle l'affection est considérée comme parasitaire.

Gruby a donné du champignon de la pelade une description qui diffère en plusieurs points de celle qui a été récemment faite par M. Malassez : il avait assurément bien observé le végétal parasite. Les dimensions qu'il donne aux spores sont identiquement celles que nous rapportons. Gruby signale des tubes et des trichomata que nous n'avons jamais pu voir. M. Malassez a montré plus haut la confusion qui a pu être faite par cet auteur. Comme nous, Gruby n'a jamais vu des spores dans le follicule ni dans le cheveu.

D'un autre côté, nous n'avons jamais rencontré cette gaîne cryptogamique qui étreint le poil jusqu'à une hauteur de 1 à 3 millimètres. Gruby expliquait l'alopécie de la manière suivante : « Le « microsporon s'étale sur les poils et les altère peu à peu jusqu'à « ce qu'ils se brisent. Devenus grisâtres à l'endroit où ils sortent « du follicule, les cheveux se rompent au niveau du point où « adhère la gaîne cryptogamique, huit jours environ après son « apparition. C'est ainsi que se produit l'alopécie. » (*Comptes rendus de l'Académie des sciences*. T. XVIII. 1843).

Après Gruby, M. Bazin admettant la nature parasitaire de la maladie, a donné du cryptogame une description nouvelle, et lui a assigné un habitat tout différent. En effet, d'après cet auteur (*loc. cit.*) le microsporon Audouini pénètre dans la tige et la racine du poil, et y détermine des altérations spéciales. Il se forme sur la tige des nodosités, qui sont le résultat de la pénétration des spores. C'est au niveau de ces nodosités qui se rompent à la manière d'un jonc que l'on constate la brisure des cheveux malades. Tel serait pour M. Bazin, le mécanisme de l'alopécie dans la pelade.

Avant d'entrer dans la discussion de ces deux théories, rappelons en quelques mots les recherches micrographiques que nous avons faites avec M. Malassez. Le cryptogame existe toujours à la surface ou entre les lames de l'épiderme, jamais dans le follicule, ni dans l'intérieur du poil. Nous trouvons en même temps les cheveux altérés dans leur structure, surtout dans leur portion intradermique. Nous observons encore une altération de la peau notable, représentée dans une de nos figures : et caractérisée par une production considérable de substance cornée au niveau de l'orifice du follicule pileux. Cette différence dans l'anatomie pathologique nous conduit nécessairement à rejeter l'explication de l'alopécie, donnée par Gruby et M. Bazin.

Gruby prétend, que le champignon se multipliant avec une grande rapidité, forme une gaîne autour des poils et les étreint à leur sortie du follicule. Le cheveu, ainsi attaqué, se brise. Non-seulement nous n'avons jamais vu la gaîne cryptogamique signalée par Gruby ; mais, même sur les poils cassés que nous avons décrits, et qui, d'après l'auteur précédent, auraient été brisés mécaniquement par le champignon ; M. Malassez et moi, n'avons jamais observé qu'une forte pigmentation dans la portion aérienne, et une décoloration marquée dans la portion folliculaire. Comment pourrions-nous conclure d'un pareil examen que le poil a été mécaniquement brisé par l'étreinte d'une gaîne cryptogamique?

M. Bazin, assignant au parasite un habitat différent, donne de la chute des poils une explication spéciale.

Les spores pénètrent dans le follicule et dans le poil lui-même où elles contribuent à former des nodosités ou renflements. C'est à leur niveau que le poil se briserait comme un roseau. Loin de nous l'idée de contester la science micrographique de M. Bazin, mais nous avouerons franchement que ni notre maître, M. Lailler, ni M. Malassez, ni nous-même, n'avons jamais vu dans aucune forme de pelade, la lésion du poil décrite et figurée par le savant médecin de Saint-Louis.

Gruby et M. Bazin pensent que le cryptogame joue un rôle mécanique dans le phénomène de la chute des poils. Des recherches micrographiques récentes, répétées un grand nombre de fois, et conduisant toujours au même résultat, ne nous permettent pas de souscrire à cette opinion.

Comme Gruby et M. Bazin, nous croyons à la nature parasitaire de l'affection. D'ailleurs, la marche qui a une si grande analogie avec celle des teignes tonsurante et faveuse, faisait pencher vers cette idée plusieurs médecins, M. Lailler, entre autres, bien qu'ils n'eussent jamais trouvé de champignon sur les surfaces malades. Le champignon de la pelade est spécial à cette maladie ; il diffère par le groupement de ses spores, par la grosseur de celles-ci, de certain champignon récemment trouvé dans le pityriasis du cuir chevelu. Ce cryptogame habite exclusivement la surface de l'épiderme, ou se loge entre les lamelles épithéliales, sans produire jamais directement une altération des poils.

Cependant les cheveux tombent avec une effrayante rapidité quelquefois; y a-t-il un rapport direct entre la chute des poils et l'existence du parasite? Nous n'hésitons pas à répondre par la négative. La chute des poils, l'achromie, sont des phénomènes secondaires, dépendant d'une altération de la peau, qui retentit sur la papille, organe producteur du poil. Celle-ci, frappée dans sa nutrition, et cessant de fournir au cheveu les matériaux nécessaires à son développement, il s'opère une mue pathologique, le poil sain tombe, et est remplacé par un poil grêle, constitué cependant par ses parties essentielles, moelle et substance corticale.

Mais, puisque nous ne pouvons admettre une alopécie par altération mécanique des poils, nous est-il possible de trouver une relation de cause à effet, entre l'habitat du champignon et la production de l'alopécie? Nous ferons remarquer que les altérations que nous avons décrites s'observent toujours là où l'on trouve le cryptogame, que c'est surtout à la périphérie des plaques, là où la maladie est en progrès, que l'on trouve le parasite en plus grande abondance, comme dans les différentes formes de la teigne tonsurante. D'après cela serait-il déraisonnable de penser que le champignon, se multipliant avec rapidité à la surface du cuir chevelu, et donnant lieu à une production exagérée d'épiderme, altère plus ou moins les fonctions de la peau et entraîne l'achromie, et une altération profonde de la papille, qui se traduit par la chute rapide des poils sains, et leur remplacement par des poils chétifs et mal nourris? Quoi que l'on pense de l'explication, ce qu'il y a de certain, c'est que les signes physiques de la maladie, décoloration de la peau et chute des poils s'observent toujours là où a existé le cryptogame et l'alopécie suit exactement le développement du végétal parasite. Les poils cassés que nous avons observés à peu près constamment à la périphérie des plaques en voie d'agrandissement, seraient la conséquence d'une altération de nutrition. En effet, un poil mal nourri devient friable, et les moindres tractions des doigts ou du peigne parviennent à le briser. Enfin toutes ces hypothèses que nous faisons sont corroborées par l'examen micrographique des poils. Nous trouvons des cheveux mal nourris, décolorés, qu sont remplacés par des cheveux plus chétifs encore. Que conclure? Si ce n'est que l'organe producteur de ces poils est malade. Or, comme ces lésions s'observent toujours là où nous trouvons des cryptogames; pourquoi ne pas voir dans l'existence de ces plantes parasites la cause plus ou moins immédiate de ces altérations?

On peut voir figurée dans notre planche une coupe de peau prise sur un malade atteint de pelade achromateuse en voie de guérison. On peut s'assurer de combien la couche cornée est augmentée d'épaisseur au niveau de l'entrée du follicule; on voit au milieu de ce bouchon épidermique un poil follet qui paraît habiter un terrain peu propice à son développement. Ne reconnaît-on pas là une explication de la ténacité peu grande des poils de pelade même en voie de guérison? Le peigne ou un frottement quelconque venant à détacher ce bouchon épithélial, entraînera le poil ou le laissera isolé, sans appui dans le follicule : dans ce dernier cas, sa chute ne se fera pas attendre.

En résumé, nous croyons avec Gruby, M. Bazin, M. le professeur Hardy, et notre maître M. Lailler, que la pelade est une affection parasitaire, mais nous ne jugeons pas à propos de la ranger à côté des teignes faveuse et tonsurante, parce que nous n'avons pu trouver comme dans celles-ci, sur les poils, la moindre altération cryptogamique.

Aussi, si nous conservons au mot teigne le sens que lui a assigné M. Bazin, la pelade ne sera pas pour nous une teigne, mais bien une affection parasitaire spéciale dont les symptômes, en particulier la chute des poils, sont le résultat d'une altération secondaire de la peau, liée elle-même à l'existence d'un champignon qui vit à sa surface.

Nous croyons, comme Hebra, que la chute des poils et l'achromie sont dues à un vice de nutrition; mais au lieu d'attribuer, comme le professeur de Vienne, ce vice de nutrition à une lésion de l'influx nerveux, et d'en faire une trophonévrose, nous le plaçons tout entier sous la dépendance d'une cause toute locale, le végétal parasite.

---

## CHAPITRE V.

TRAITEMENT. — Connaissant la cause de l'affection, et les troubles fonctionnels qu'elle détermine, nous essaierons d'indiquer un traitement rationnel. A notre avis, ce traitement doit être dirigé d'abord contre la cause, le parasite qui vit à la surface de la peau; en second lieu, il doit avoir pour but d'activer la reproduction des poils.

Pour remplir la première indication, nous aurons recours à des lotions ou à des frictions parasiticides :

1° Laver la tête deux fois par jour avec la solution suivante :

| | | |
|---|---|---|
| Eau | | 500 gr. |
| Chlorhydrate d'ammonniaque. | aa | 1 gr. |
| Sublimé corrosif. | | |

2° Ou mieux encore, faire deux fois par jour sur les parties malades une friction avec la pommade suivante :

| | |
|---|---|
| Axonge | 30 gr. |
| Turbith miénral | 1 gr. |

Par l'un de ces deux moyens on parvient sûrement à délivrer la tête des végétaux parasites qui ne vivent que sur l'épiderme. On doit continuer ce traitement au moins jusqu'à ce que la maladie ne fasse plus de progrès.

La seconde indication est la plus importante. Elle consiste surtout à réveiller l'activité fonctionnelle de la papille. Un seul moyen remplit efficacement cette indication : c'est la rasure. En effet, cette petite opération active considérablement la production des poils; tout le monde sait qu'une barbe rasée fréquemment devient promptement forte et vigoureuse. Dans la pelade, ce moyen réussit plus vite et plus sûrement que l'épilation dont nous parlerons plus bas. Celse l'employait dans la forme ophiasique de la maladie; Gillette rapporte également dans son observation déjà citée, qu'il ordonna des rasures générales de la tête à ses malades qui ne tardèrent pas à recouvrer leur chevelure. Nous avons présents à l'esprit plusieurs cas dans lesquels cette méthode a donné des résultats encourageants; les malades sont aujourd'hui en bonne voie de guérison. Notre maître M. Lailler, a adopté exclusivement ce procédé dans le traitement de la pelade.

M. Bazin, et encore M. le professeur Hardy, font pratiquer l'épilation, guidés par cette idée, que le parasite existe dans le follicule et dans la tige du poil. Nous ne saurions imiter cette manière de faire pour plusieurs raisons : D'abord, à notre avis, la méthode est irrationnelle puisque le parasite n'existe ni dans le follicule, ni dans la tige du poil, mais bien à la surface de la peau. En second lieu, l'épilation dans la pelade est très-longue, et difficile à exécuter ; enfin, agirait-elle comme excitant fonctionnel de la papille, ce qui est fort probable et explique, à notre avis, les guérisons obtenues par M. Bazin, que nous trouverions son action beaucoup trop lente et bien moins efficace que celle de la rasure.

Comment faut-il pratiquer la rasure? Cette opération doit être faite au moins une fois par semaine et mieux deux fois. Elle doit comprendre toute la tête, si l'on a affaire à une pelade décalvante, ou à une pelade achromateuse dont les plaques sont disséminées sur toute la surface du cuir chevelu. Si le mal se borne à une seule plaque, il faut avoir soin de raser tout autour sur un rayon de plusieurs centimètres. On doit commencer de raser les parties malades dès qu'on s'est aperçu de la dénudation ; car on n'arrive jamais trop tôt pour réveiller l'activité d'un organe indispensable à la reproduction du cheveu. Il peut même arriver que sur des pelades anciennes appartenant surtout à la forme décalvante, la rasure vienne à échouer, parce que la papille est tellement atrophiée et le follicule tellement rempli de substance cornée que le poil ne peut être reproduit.

La durée de ce traitement si nous nous en rapportons à quelques observations personnelles, peu nombreuses, est moins longue que celle du traitement par l'épilation. En effet, pour 186 malades épilés au dispensaire de l'hôpital Saint-Louis de 1869 à 1873, la durée moyenne du traitement a été au moins de treize mois. La rasure, au contraire, dans deux cas de pelade ancienne, nous a donné en deux mois des résultats plus satisfaisants.

Le premier malade est sorti guéri (obs. 5), le second est aujourd'hui en bonne voie de guérison (obs. 3), les cheveux repoussent partout, un peu décolorés, mais aussi épais que dans les endroits sains.

Nous regrettons de n'avoir pas à notre disposition plus de faits pour prouver clairement la supériorité de la rasure sur l'épilation dans le traitement de la pelade ; mais on comprendra facilement que nous recommandons un traitement rationnel, lorsque l'on verra que nous provoquons tout simplement un travail fonctionnel que la nature opère elle-même dans les guérisons spontanées.

## CONCLUSIONS.

1° La pelade se présente sous deux aspects, pelade achromateuse, pelade décalvante, qui ne sont que deux formes de la même maladie.

2° La cause déterminante de l'affection est un champignon qui habite exclusivement à la surface ou entre les lames de l'épiderme.

3° La nature parasitaire de la maladie est incontestable, l'alopécie et l'achromie sont deux phénomènes secondaires dus à une altération spéciale de la peau, liée elle-même au développement d'un cryptogame.

---

## OBSERVATIONS.

---

Obs. I.— Pelade décalvante ayant débuté par le pubis, envah toute la face, une partie du cuir chevelu ; à marche rapide au début, lente à la fin, terminée au pubis par alopécie définitive ; à la face et au cuir chevelu en bonne voie de guérison. Traitement par la rasure et frictions mercurielles.

Eugène T..., âgé de 32 ans, glacier, se présente, le 2 décembre 1873, à la consultation de l'hôpital Saint-Louis. Pas de maladie grave dans la jeunesse ; pas d'antécédents scrofuleux ni syphilitiques ni arthritiques. Cet homme a fait la campagne 70 et nous déclare avoir couché dans des lieux humides et malpropres. Nous apprenons que dans le mois d'octobre 1871 le malade avait des cheveux très-bruns, une barbe même couleur, très-fournie, un système pileux assez développé, surtout au pubis. C'est dans cette dernière région que la dénudation a commencé par se faire, et dans l'espace d'un mois, le pubis et l'hypogastre, ainsi que le scrotum, ont été dépourvus entièrement de poils; le périnée et le pourtour de l'anus ont été dépouillés à un moindre degré. Le malade n'a pas ressenti, en ce moment, la moindre démangeaison; il ne s'est pas aperçu des squames farineuses qui pouvaient exister. Au moment où nous l'examinons, la peau de cette région est décolorée, douce et fine, recouverte d'un léger duvet très-clair-semé, que l'on ne sent guère au doigt, mais que l'on voit en regardant de profil. Le pubis n'était pas encore dénudé que le malade s'apercevait que sa barbe commençait à tomber (la barbe était entière, sauf le menton qui était rasé). La chute des poils commença par les favoris du côté droit, puis envahit l'extrémité de la moustache du même côté, puis l'extrémité opposée, et l'alopécie se réunit sur le pli naso-labial. Le malade fit aussitôt couper sa barbe, mais la maladie n'en marcha pas moins vite, envahit toute la face qui fut dénudée en trois mois de temps. La mouche seule fut respectée; on la voit encore aujourd'hui.

A l'heure qu'il est, la face est à peu près complètement rasée, sauf quelques poils en avant du pavillon de l'oreille qui ont été plus respectés par le mal. On voit çà et là quelques groupes de poils noirs assez espacés, rigides, en plus grand nombre à la lèvre supérieure et sur les joues. Dans les intervalles, on aperçoit des poils blancs et décolorés, rigides, qui ont remplacé les poils sains tombés au début. Le reste de la face est occupé par un duvet très-fin que l'on sent un peu avec le doigt, car le malade se rase deux fois par semaine. La peau de la face est sensiblement décolorée, sans dépression ni œdème; pas de desquamation épidermique ni de démangeaisons.

En même temps que la face était dépouillée, il se formait à la nuque et au sommet de la tête, plusieurs plaques dénudées complètement de poils. A ce niveau, la peau est peu décolorée, recouverte d'un duvet très-fin et difficile à voir si ce n'est de profil. Le malade a eu beaucoup de démangeaisons, et sa tête portait alors beaucoup de pityriasis. Ces plaques sont grandes comme une pièce de un franc; les cheveux sont normaux tout autour. Celle qui siége derrière l'apophyse mastoïde gauche paraît, au dire du malade, s'être un peu agrandie depuis quelques mois. Autour d'une de ces plaques, nous apercevons de petits poils cassés à quelques millimètres du cuir chevelu. Nous les arrachons facilement sans leur bouton pour les soumettre avec quelques squames épidermiques à l'examen microscopique. Nous avons affaire à une pelade décalvante ancienne qui a débuté par le pubis, a envahi la face et quelques portions du cuir chevelu. Elle a pris une forme localisée avec presque tous les caractères cliniques de la pelade dite achromateuse. La maladie a eu au début une marche rapide qui s'est ralentie à mesure que le cuir chevelu était envahi. Elle est arrivée à sa troisième période au pubis et au périnée, l'alopécie est là irrémédiable. A la face, le mal est en bonne voie de guérison et par un traitement convenable le malade recouvrera toute sa barbe.

Il nous a été impossible de savoir le mode de contagion.

L'examen microscopique des squames nous révèle l'existence de groupes de spores du *microsporon Audouini*. Pas d'altération cryptogamique dans les poils ni dans le duvet.

Nous prescrivons au malade deux rasures totales de la face par semaine et autant de rasures partielles du cuir chevelu, puis des frictions deux fois par jour sur les parties rasées du cuir chevelu, avec la pommade au turbith minéral au 60e.

Obs. II.—Pelade décalvante ayant envahi dans l'espace de deux mois toute la face et le cuir chevelu. Guérison spontanée, incomplète à la face. Traitement par la rasure et les frictions mercurielles.

Guinebert (Guillaume), entre le 10 novembre, salle Saint-Mathieu, nº 66. Agé de 30 ans, charbonnier, n'ayant jamais eu dans son enfance, ni sa première jeunesse, aucune maladie du cuir chevelu ni de la barbe.

Il y a deux mois au plus, le malade s'est aperçu qu'il portait sous le menton et sur les parties latérales de la face une grande place qui n'avait plus de poils. Tous les jours la plaque grandissait, envahissait tout le dessous du menton qui d'ordinaire était couvert de poils. Quinze jours après, la tête se trouve envahie par le mal, on aperçoit derrière l'oreille gauche une place de la grandeur d'une pièce d'un franc. A la face et au cou, les plaques s'agrandissaient tous les jours vers leur circonférence, sans adopter jamais une marche serpigineuse. La maladie envahissait toute la peau sans laisser sur son passage le moindre point indemne. Au bout de huit jours que la peau avait été ainsi dépouillée, elle se couvrait d'un duvet très-fin, analogue au duvet des nouveau-nés, incolore et qui s'en allait sous le rasoir sans lui opposer la moindre résistance. Ainsi furent successivement envahis le cou, les côtés de la face qui étaient rasés d'habitude, et en dernier lieu la moustache et les poils du menton que le malade ne faisait jamais raser.

Au cuir chevelu, la maladie présenta la même marche rapide, mais progressa d'une autre façon. Elle commença derrière l'oreille gauche, contourna la partie postérieure de la tête et revint sur la tempe droite. Pendant ce temps elle envoyait des prolongements irréguliers qui eurent bientôt à peu près dénudé tout le crâne. Avant d'entrer dans la description de l'état actuel du malade, nous dirons qu'il a toujours été de bonne santé; point de traces de scrofules ni de syphilis. Cet homme, âgé de 30 ans, fait le métier de charbonnier, il sue habituellement beaucoup de la tête, portant des fardeaux très-lourds sur le cou. Cet homme avait, avant sa maladie, une barbe châtain, moyennement fournie, moustache rousse, cheveux châtains, très-frisés, longs et fins, occupant toute la tête si ce n'est une place située au bregma qu'il nous raconte avoir été glâbre depuis son enfance, par suite d'un coup.

*Etat actuel. Face.* Au début, il y a deux mois, aux poils de la barbe qui tombaient s'était substitué, comme nous l'avons dit, un duvet très-fin. Le malade se faisant raser deux fois par semaine, le duvet se changea peu à peu, en poils assez résistants moins épais que la barbe d'autrefois. Aujourd'hui le malade ne s'étant pas fait raser depuis trois semaines, porte sur toute l'étendue de la face, sauf dans la fossette mentonnière et sur deux lignes qui vont de l'oreille au cartilage thyroïde, où l'on voit quelques poils anciens plus foncés, des poils assez clair-semés, d'une couleur d'un blanc fauve, longs de sept à huit millimètres et se laissant difficilement arracher par des pinces. Les intervalles sont remplis par du duvet très-fin, les poils sont beaucoup plus serrés au menton et à la région sus-hyoïdienne qu'à la moustache, par exemple. Il faut ici rappeler que la moustache a été la dernière partie de la face qui n'est pas très-marquée, le malade ayant un teint rosé habituel.

Sur les sourcils on observe deux places dénudées, que le malade nous dit n'être ainsi que depuis douze jours; les poils autour des plaques, surtout à gauche, résistent peu à la traction. Un duvet très-court et très-léger recouvre la partie dénudée.

*Cuir chevelu.* — Presque toute la tête a été envahie par le mal qui a fait le tour du crâne, laissant en dehors sur les tempes une bande de cheveux sains, descendant derrière les oreilles pour se joindre à la nuque et s'interrompre au niveau du front. A la partie supérieure de la tête se trouve un cordon de cheveux noirs qui part du front et se dirige vers l'occiput. Si l'on exerce des tractions sur ces cheveux que la maladie raréfie tous les jours, l'avulsion en est facile; ce qui nous fait conclure que la maladie n'est pas entièrement localisée, la résistance des poils est plus grande sur les régions temporo-occipitales, dans tout le reste de la tête, on voit des surfaces, ou presque entièrement glabres, ou recouvertes d'un duvet très-fin, semées çà et là de quelques poils noirs que la maladie a respectés.

A mesure qu'on avance vers les régions frontale et fronto-temporale, on rencontre des surfaces de plus en plus glabres. Sur le front, à droite, à 4 centimètres au-dessus du sourcil, on trouve une surface assez large qui n'est dépouillée que depuis trois semaines.

A la tête, la décoloration de la peau est manifeste, quand on la compare au reste du cuir chevelu encore recouvert de poils sains. Elle ressemble à la peau du reste du corps, elle paraît un peu épaissie, glisse parfaitement sous le doigt; on ne constate pas le moindre œdème. Nous avons affaire sûrement à une pelade décalvante.

Nous avons soumis à l'examen microscopique les cheveux qui tombent, nous n'avons rien retrouvé dans leur racine qui ressemblât à des parasites. Le bouton était anémié, effilé, quelquefois recourbé en crosse. Les poils follets qui ont succédé aux cheveux sains ne nous ont pas offert davantage d'altération cryptogamique.

Sur la périphérie d'une des grandes plaques, ayant trouvé des cheveux très-courts, noirs, paraissant cassés à quelques millimètres du cuir chevelu, nous les avons arrachés avec leur bulbe, pour les examiner au Collége de France, avec M. Malassez. Ces cheveux ont le bulbe dépourvu de pigments, ainsi que toute la partie folliculaire. La partie aérienne est fortement pigmentée. Sur l'un d'eux, au niveau de sa sortie du follicule, sur une lamelle épidermique qui lui restait adhérente, nous avons très-bien vu un groupe de spores assez régulièrement rangées sur un des côtés du poil; quelques sporules se voyaient sur sa face antérieure.

16 décembre. Le malade a été soumis aujourd'hui à une rasure générale du cuir chevelu et de la barbe.

23 décembre. La rasure de la barbe et du cuir chevelu se fait deux fois par semaine; la barbe repousse assez rigide, mais toujours décolorée. Les cheveux repoussés paraissent un peu plus forts que le duvet qui les précédait, mais sont tout aussi décolorés.

13 janvier 1874. Rasure continuée, cheveux repoussant partout décolorés, mais assez résistants. Nous prenons une lamelle de peau pour la soumettre à l'examen microscopique.

26 janvier. Sort de l'hôpital en bonne voie de guérison; on lui recommande de continuer toujours la rasure et les frictions avec la pommade au turbith minéral au 60ᵉ.

Obs. III. — Pelade achromateuse datant d'un an. Pellicules abondantes renfermant des quantités considérables de spores de microsporon Audouini. Décoloration des poils ayant précédé leur chute. Traitement par la rasure et frictions mercurielles. — Guérison.

Darna (Raymond), 60 ans, entré le 20 novembre 1873, salle Saint-Mathieu, n° 77; homme d'apparence bien conservée, tailleur de pierre, sans antécédents scrofuleux, dartreux, syphilitiques, ni arthritiques; pas d'habitudes alcooliques; deux blennorrhagies de 25 à 30 ans qui ont parfaitement guéri.

Cet homme nous raconte qu'il y a à peu près 15 mois, sans démangeaison aucune dans la tête, il s'est aperçu qu'un bouquet de cheveux situés à quelques centimètres en arrière du front devenaient blancs, tandis que les cheveux d'alentour conservaient leur couleur noire habituelle. La chute de ces cheveux ne s'est pas fait attendre et a laissé une place nette, d'un blanc laiteux, dépourvue entièrement de poils. Cette plaque nue est de forme ovalaire, ne paraissant pas s'être agrandie beaucoup depuis cette époque. Peu à peu la maladie quittant la région frontale a envahi les côtés et la partie postérieure de la tête. Les cheveux ont blanchi peu à peut et puis sont tombés au fur et à mesure, sans donner lieu à la moindre démangeaison, laissant des places nues, d'un blanc laiteux, de forme peu irrégulière.

A l'heure qu'il est, ce malade présente donc à la tête, à peu près dix à douze plaques presque entièrement dépourvues de cheveux, tranchant par leur couleur blanc laiteux sur le reste du cuir chevelu qui conserve sa couleur normale. Ces plaques sont disséminées assez irrégulièrement, séparées toutes par des espaces de cheveux sains : elles ont une forme à peu près ovalaire, si ce n'est deux grandes qui occupent la portion postéro-supérieure des pariétaux qui serait irrégulièrement losangique.

Sur ces plaques on aperçoit des poils très-fins, assez longs, ayant la consistance du duvet, d'une couleur blanche caractéristique. Ces surfaces sont entourées d'une ceinture de cheveux noirs, semée de quelques poils blancs que l'on arrache facilement par des tractions avec les doigts. Il peut se faire que cette chute si peu considérable de cheveux soit due aux progrès lents de la maladie actuelle, car jamais le malade ne s'est aperçu d'une chute rapide de ses cheveux. Sur les tempes les cheveux sont gris, mais cette couleur a commencé, il y a douze ans, à la suite de violents chagrins ; d'ailleurs l'alopécie existe peu en ces endroits et n'a pas la forme qu'elle prend dans le reste de la tête.

A la nuque, on aperçoit une petite place moins décolorée que les autres, pourvue de quelques poils fins et blancs ; les cheveux tombent assez facilement tout alentour. Sur le pourtour des plaques dénudées on trouve en grande abondance des croûtes épidermiques qui s'enlèvent facilement au moindre grattage. Le malade nous raconte ne s'être jamais aperçu avoir eu de pityriasis dans les cheveux.

Cet homme a une barbe fraîchement faite, assez clair-semée sur les joues ; on peut voir sur le menton et sur la lèvre supérieure plusieurs places de la grandeur d'une pièce de 50 centimes, décolorées et dépouvues de poils. Le malade ne peut nous dire au juste depuis combien de temps ces surfaces se sont dénudées.

D'après cet examen, nous pouvons affirmer que cet homme est atteint d'une pelade achromateuse en voie de guérison spontanée datant d'au moins un an.

10 décembre. Les cheveux de cet homme ont été examinés au Collége de France et à l'hôpital, on n'a nullement trouvé de champignon ; mais dans les pellicules recueillies sur les plaques, et surtout sur les confins des plaques nous avons pu voir des spores de microsporon Audouini, disposées en nappes très-étendues.

13 janvier. Le malade a été soumis à la rasure deux fois par semaine, et à des frictions hydrargyriques. Les poils repoussent partout, mais blancs; les moins tenaces sont ceux qui se trouvent sur le pourtour des plaques. Nous prenons sur la tête de cet homme deux lames de cuir chevelu au niveau des places décolorées. De l'examen microscopique qui a été fait, nous croyons pouvoir dire qu'il n'existe pas de spores dans l'intérieur de la peau.

25 février. Cet homme sort aujourd'hui de l'hôpital après avoir, depuis deux mois, été soumis à une rasure hebdomadaire. Les surfaces malades sont partout recouvertes de poils blancs, presque aussi forts que ceux que l'on voit sur les espaces restés sains. La guérison est en fort bonne voie. — Nous recommandons toujours une rasure par semaine, et des frictions quotidiennes avec la pommade au turbith.

Obs. IV. — Pelade achromateuse récidivée au bout de quatre ans chez une femme. Transmission de la maladie à son enfant de 6 ans. Traitement par la rasure et les frictions mercurielles.

Emilie Schneider, âgée de 37 ans, mère de famille avec deux enfants, a eu il y a quatre ans, au sommet de la tête, une place dénudée de la grandeur d'une pièce de cinq francs. Cette surface s'agrandissait tous les jours et se recouvrait au fur et à mesure d'un léger duvet décoloré ; les démangeaisons étaient vives à ce moment. La malade nous affirme n'avoir jamais fait de traitement. Les cheveux ont repoussé peu à peu presque aussi bruns que les autres, et au mois de mai 1870 toute la tête était pourvue de poils, on ne s'apercevait plus qu'il y eût eu alopécie dans certains points. La malade nous affirme n'avoir jamais eu de commerce avec des personnes atteintes de semblables affections ni s'être servie de peignes leur appartenant. Cette femme a conservé sa chevelure intacte jusqu'à il y a sept mois ; l'alopécie a commencé par les points qui avaient été atteints la première fois. Les démangeaisons ont été vives au début. Là s'est formée une première plaque, puis une seconde vers le front, une troisième vers l'occiput : ces plaques se sont étendues par leur circonférence et ont fini par se réunir. Aujourd'hui les parties dénudées occupent un bon tiers de la superficie du cuir chevelu, les contours en sont très-irréguliers, formés par des bandes de cheveux très-fournis. Au niveau du sommet de la tête se trouve un groupe de poils qui forme une sorte de promontoire; on peut, je crois, comparer la configuration de l'alopécie à une carte géographique en bas-relief. Au-dessus du front et à la nuque se trouvent deux plaques ovalaires qui paraissent s'être développées en dernier lieu, et qui s'agrandissent tous les jours. La peau, au niveau de ces plaques, est blanche ; elle semble au doigt très-épaissie et un peu œdémateuse. Les plaques dénudées les premières sont un peu déprimées, les cheveux repoussent mais décolorés et très-fins ; ils ont une certaine rigidité dans les endroits qui ont été envahis les premiers. Ils sont d'autant plus fins qu'on se rapproche davantage de la circonférence des plaques. Sur la périphérie de la plaque du front qui est la plus en voie d'agrandissement, on observe des poils analogues au premier aspect aux poils cassés de la teigne tondante, mais lorsqu'on essaie de les tirer avec la pince, ils s'arrachent sans se casser.

La malade est traitée au dispensaire de l'hôpital Saint-Louis depuis quinze jours, et a été épilée déjà trois fois. Les cheveux ont cessé de tomber, les poils follets qui repoussent deviennent tous les jours plus consistants, sans pourtant se colorer notablement. Elle se frictionne tous les jours avec de la pommade au turbith au 60$^{e}$.

Cette femme nous amène son enfant âgé de 6 ans, qui a eu dans son bas âge de l'eczéma du cuir chevelu dont il porte encore des traces. Depuis six semaines, la mère, en peignant l'enfant, s'aperçut d'une petite plaie dénudée sur le sommet de la tête. Cette plaque s'agrandit peu à peu, et aujourd'hui elle présente la grandeur d'une pièce de un franc. A ce point la peau est décolorée, on voit des squames épidermiques sur le pourtour de la plaque ; l'enfant a eu des démangeaisons que l'on peut rapporter à un degré notable phthiriase. Sur cette plaie on voit des poils fins décolorés analogues au duvet des nouveau-nés. Nous prenons, pour le soumettre à l'examen microscopique, des poils situés sur la limite des plaques appartenant à la mère et à l'enfant. D'après ces caractères cliniques, nous croyons à une pelade achromateuse récidivée chez la mère et transmise à l'enfant par contagion directe.

Les cheveux de la mère, pris sur la plaque la plus récente, ne nous révèlent pas l'existence du parasite ; ils sont gros et bruns vers l'extrémité aérienne, effilés et décolorés vers la racine.

Nous examinons des squames prises sur la plaque de l'enfant, nous trouvons des spores assez petites pour la plupart, disposées par groupes nombreux, presque en nappes. Nous prescrivons à l'enfant le même traitement qu'à la mère.

Obs. V. — Pelade ayant tous les symptômes de la pelade achromateuse, sauf la décoloration à la peau. Le champignon microscopique a été trouvé dans les squames. Guérison assez rapide par rasure et frictions mercurielles.

Laval (Emile), âgé de 16 ans, entré salle Saint-Mathieu, n° 60, 4 décembre 1873. Il sort d'un orphelinat où il apprenait le métier d'horloger, il n'a connu personne ayant une maladie semblable à la sienne. Dans son enfance, il a eu un impétigo du cuir chevelu. Ce jeune homme présente entre le front et l'occiput une plaque ovalaire presque entièrement dénudée, sans décoloration de la peau, les poils qui restent sont châtains, paraissant beaucoup plus courts que ceux environnant la plaque. On voit sur cette surface des squames épidermiques un peu brunes qui se continuent sur la périphérie, sur un rayon de 2 à 3 centimètres. En allant vers l'occiput, on observe deux autres plaques beaucoup plus petites, séparées par un notable espace de cheveux sains de la grandeur d'une pièce de 50 centimes. Une plaque identique s'observe derrière l'apophyse mastoïde du côté droit. Ces trois dernières plaques ne présentent pas de croûtes à leur surface, mais sur les confins on voit des squames analogues à celles que nous avons signalées plus haut qui nous semblent engaîner les poils. Le malade nous dit ne porter la grande plaque que depuis une quinzaine de jours. Nous avons peine à le croire, car les cheveux qui restent sur la plaque sont fins, un peu moins colorés, surtout beaucoup plus courts que les cheveux environnants ; ils nous paraissent avoir poussé à la suite des premiers poils tombés, ce qui ferait remonter la maladie au moins à deux mois.

Nous avons fait couper les cheveux du malade. Nous avons soumis à l'examen microscopique, après les avoir suffisamment dégraissées dans l'éther, les croûtes situées sur les confins de la grande plaque ; nous avons trouvé au milieu des cellules épithéliales des groupes de *microsporon Audouini*. Le même examen a été fait au Collége de France par M. Malassez ; la préparation a été traitée par l'acide osmique qui a la propriété de rendre opaques toutes les graisses ; les spores sont restées parfaitement réfringentes.

19 décembre. Il a été soumis aujourd'hui à une rasure générale de la tête.

Le 30. La guérison est aujourd'hui assurée; les cheveux repoussent très-consistants, à peu près aussi colorés que les cheveux d'alentour.

6 janvier 1874. Sort de l'hôpital a peu près complètement guéri.

Nous avons eu affaire ici assurément à une pelade, mais dont la marche a dû être profondément modifiée par l'aptitude du sujet.

Obs. VI. — Pelade décalvante ayant en trois mois dénudé la face et le cuir chevelu. Traitement par l'épilation et les frictions mercurielles.

Aucher Meyer, 35 ans. Entré le 9 octobre à l'hôpital Saint-Louis, salle Saint-Jean, n° 50, service de M. Hardy. Pas d'antécédents arthritiques, ni scrofuleux. Jamais de maladie grave dans la jeunesse. Vers le 15 juillet 1873, sa femme lui fit remarquer sur les côtés du menton, au-dessus de la commissure gauche, une place entièrement dénuée de poils. Cet homme n'a jamais porté toute la barbe, il se faisait raser deux fois par semaine par son perruquier ordinaire; il était allé le mardi d'avant se faire raser chez un coiffeur voisin.

La place grandissait toujours par sa circonférence, et le centre se recouvrait d'un duvet fin et décoloré à peine sensible à l'œil et au toucher. Le malade se présente à la consultation; il est admis au dispensaire pour être soumis à l'épilation. A ce moment la maladie avait envahi le côté droit de la face et l'épilation fut faite sur les plaques et sur un rayon de 2 centimètres tout autour. Nous pouvons noter dès à présent, que cet homme n'a jamais eu ni démangeaison, ni desquamation furfuracée au niveau des endroits envahis par la maladie. Dans l'espace de deux mois le malade a été épilé quatre fois. Vers le 1er octobre, la barbe était complètement envahie à l'exception de la moustache et de la mouche qui sont restées jusqu'à ce jour avec leur consistance et leur coloration habituelles. Sur le cuir chevelu (cet homme portait des cheveux courts et blonds) il s'était déjà formé deux places comme deux pièces de cinq francs en argent qui avaient nécessité l'épilation. Mais la maladie continua sa marche, tous les matins le malade arrachait des poignées de cheveux. Le mal s'étendait d'une manière diffuse et la dénudation se faisait à peu près dans tous les points de la tête. C'est alors que le malade se détermina à entrer à l'hôpital. En arrivant dans les salles, il fut soumis à une épilation totale de la barbe et du cuir chevelu. On frotta les parties malades avec la pommade au turbith, deux fois par jour. Le cuir chevelu a été épilé une seule fois, la barbe trois fois depuis l'entrée à l'hôpital.

*Etat actuel.* — 20 décembre 1873. Sur la face, on voit un duvet blanc décoloré, devenu un peu résistant depuis un mois, par suite des épilations successives. Les poils follets sont fins, longs jusqu'à 1 centimètre, peu tenaces, s'arrachant avec leur bulbe qui est effilé, quelquefois contourné en crosse. La peau présente peu de décoloration.

Le cuir chevelu, qui n'a été épilé en entier qu'il y a deux mois, est entièrement dépourvu de poils sains. On sent au doigt un duvet long de quelques millimètres, décoloré, peu épais, s'arrachant à la moindre traction de la pince.

Quelque temps après son entrée à l'hôpital, notre malade s'est aperçu que les poils de la poitrine tombaient par places; l'administration de quelques bains sulfureux paraît avoir arrêté le mal.

La peau du cuir chevelu est peu décolorée, non épaissie, glissant très-bien sur les parties profondes. Le malade n'a jamais eu ni pellicules, ni démangeaison.

Le 30. Le malade a été épilé il y a quatre jours, mais, par suite de la finesse des poils follets, l'épilation a été fort défectueuse, et l'on remarque beaucoup de places où le duvet n'a pas été enlevé. On a recours, sur certains points, à la rasure. Nous prenons sur le haut du front quelques furfures avec la crasse de la tête pour les examiner au microscope.

4 janvier. Cet examen nous a donné l'occasion de voir dans les squames des spores en assez petite quantité.

25 février. Le malade est sorti de l'hôpital pour des raisons de famille, les cheveux repoussaient lentement; les poils de la barbe étaient plus vigoureux. La guérison sera peut-être longue à venir.

Obs. VII.— Pelade décalvante, à marche rapide au début, ayant envahi le cuir chevelu, la barbe, la région sternale et les avant-bras. Localisation de la maladie au cuir chevelu. Marche lente avec décoloration de la peau. Traitement par la rasure. Succès à peu près complet en quatre mois.

D....., âgé de 43 ans, entre salle Saint-Mathieu, 56, hôpital Saint-Louis, le 6 avril 1873. Cet homme présente tous les caractères d'une bonne constitution, pas d'antécédents arthritiques ni dartreux. La maladie qui l'amène à l'hôpital parait avoir débuté il y a 18 mois. Le malade portait alors une barbe noire très-fournie; une place se dénude d'abord sur la joue gauche. Au bout de 15 jours, les poils tombaient de l'autre côté de la face sur une surface d'une pièce de 1 franc. En même temps une place se forme également à la tête.

Cet homme va à la consultation de l'hôpital Saint-Antoine; l'affection est reconnue, et là on prescrit une rasure générale et des lotions de sublimé.

Le malade se contente d'une rasure partielle, l'affection s'étend, par places, sur les côtés de la tête et au-dessus du front. Toute la face est à peu près envahie de telle sorte que, au mois d'avril, lorsqu'il se présente à notre consultation, il n'a qu'un petit bouquet de poils au-dessus du menton.

Arrivé dans le service, on le soumet à l'épilation avec des lotions de sublimé. Cette opération a été répétée 5 fois; mais la maladie ne s'en est pas moins étendue et a envahi tout le cuir chevelu en arrière, en laissant toutefois quelques places indemnes, en particulier le sommet de la tête qui a conservé ses poils pendant tout le temps.

Au moment où nous l'examinons, — 18 novembre 1873 — nous observons la face à peu près dépourvue de barbe normale. La lèvre supérieure seulement présente quelques points sains; on en retrouve encore au-dessous de la lèvre inférieure et quelques îlots disséminés sur les joues. Tout le reste de la face et du cou qui est recouvert d'habitude des poils de la barbe ne présente, par places, qu'un duvet incolore très-fin; en d'autres points, les poils repoussent avec leur consistance habituelle, mais toujours décolorés. Lorsque l'on regarde de profil et que l'on parcourt du doigt les surfaces malades, tant à la face qu'à la tête, on voit et l'on sent les poils qui repoussent et qui présentent presque la rudesse d'une barbe jeune fraichement faite.

La peau, au niveau de ces surfaces, est notablement décolorée, surtout au cuir chevelu; elle paraît un peu épaissie et glisse facilement sur les os du crâne.

Depuis quelques jours, la maladie s'est étendue aux poils qui recouvrent la région présternale, où l'on aperçoit deux ou trois plaques bien limitées et complètement glabres ; une pareille surface s'observe sur l'avant-bras droit, face des extenseurs.

Il a été soumis depuis le 12 octobre, à des rasures générales hebdomadaires.

Les cheveux examinés au microscope à plusieurs reprises présentent les caractères que nous avons plusieurs fois rencontrés dans la pelade : bulbe atrophié, décoloré, recourbé en crosse ou effilé.

22 décembre. Les poils de la région présternale continuent à tomber lentement, on ne voit pas de pellicule à la surface des plaques, le malade ne sent pas la moindre démangeaison. Les cheveux de la tête qui repoussent prennent tous les jours plus de consistance et de couleur ; ils s'arrachent encore cependant avec une certaine facilité. Les surfaces malades en se garnissant de nouveau de poils reprennent peu à peu leur couleur normale. Nous avons pris quelques furfures sur la plaque qui occupe la poitrine ; nous les examinons au microscope et nous trouvons un amas de grosses spores mesurant au moins 0$^{m}$004, disposées en groupes réguliers, sporules disséminées tout autour.

25 février. Les cheveux repoussent vigoureux et noirs, dans toute l'étendue de la tête sauf à la nuque où l'on voit encore quelques surfaces moins garnies de poils qu'ailleurs. La barbe repousse aussi plus lentement. — La guérison est à peu près complète. — Continuer la rasure générale et les frictions hydrargyriques.

Obs. VIII. — Pelade achromateuse à marche rapide. Les plaques se sont réunies par leurs bords, et l'on n'observe qu'une couronne de cheveux sur les tempes et l'occiput. Traitement par la rasure. Amélioration notable.

Marie D..., âgée de 37 ans, se présente à la consultation de l'hôpital Saint-Louis le 10 mai 1873. Cette femme jouit d'une bone santé habituelle ; pas de diathèse scrofuleuse, rhumatismale, ni d'antécédents syphilitiques. Elle est soumise à notre examen le 1$^{er}$ décembre 1873. Voici ce qu'elle nous raconte : Elle s'est aperçue, il y a neuf mois, qu'elle avait à la tête une place complètement dénudée. La malade se plaignait de douleurs vives dans la région où les cheveux tombaient. Elle ne s'est pas aperçue de pellicules ni de croûtes. Il s'est formé presque en même temps plusieurs places dans divers points de la tête qui, s'agrandissant circonférenciellement, ont fini par réunir leur bord. A l'heure qu'il est, on en compte au moins vingt différentes, dont deux grandes comme la paume de la main occupent les régions pariétales. La peau est manifestement décolorée par rapport au reste du cuir chevelu demeuré sain qui porte des cheveux blonds. Les surfaces malades ne sont pas déprimées, mais la peau y présente un épaississement notable et un aspect presque œdémateux. On y voit un duvet blanc très-fin qui devient tous les jours plus fourni. On a prescrit à la malade depuis quatre mois une rasure totale de la tête hebdomadaire avec une lotion quotidienne de sublimé à 1/300.

Aujourd'hui — 1er décembre — toutes les plaques sont recouvertes d'un duvet assez fin, mais plus rigide qu'à la visite précédente. Mêmes prescriptions. A l'avenir la malade nous reverra tous les 15 jours.

17 décembre. — Cette femme continue la rasure hebdomadaire avec frictions mercurielles; les poils de duvet disparaissant font place à des poils plus consistants assez épais, mais toujours décolorés.

30 décembre. — La malade est rasée seulement tous les 12 jours, les poils repoussent dans toutes les places de la tête, ils sont assez rigides et assez épais. Amélioration notable. Continuer la rasure tous les 12 jours; lotions avec eau de Cologne et sublimé.

Obs. IX.—Pelade achromateuse ancienne en bonne voie de guérison.

Arthur D..., âgé de 12 ans, est amené de l'orphelinat d'Igny à l'hôpital Saint-Louis, 23 décembre 1873, pour une affection du cuir chevelu, qui paraît avoir débuté il y a quinze mois. Cet enfant est strumeux et porte encore de l'eczéma au cuir chevelu. Au mois d'octobre 1872, on s'est aperçu que cet enfant avait une place dénudée au sommet de la tête. La plaque malade s'est étendue très-vite au début; d'autres se sont formées tout autour et grandissaient rapidement. A leur surface le cuir chevelu était d'un blanc laiteux, recouvert de poils follets décolorés, lanugineux et assez clairsemés. Beaucoup de pellicules sur les plaques et tout autour. La maladie a marché assez lentement pendant six mois. Durant tout ce temps, il ne s'est formé qu'une seule plaque d'une longueur de $0^m,08$ sur une largeur de $0^m,07$. Depuis deux mois, il s'est formé 4 ou 5 plaques de la grandeur d'une pièce de 1 franc. En ce moment les cheveux repoussent plus fins, plus clairs, plus décolorés et s'arrachent facilement avec la pince. Le jeune malade a été soumis à un traitement dans son orphelinat au mois de janvier 1873. A cette époque, le frère infirmier lui a complétement rasé la tête et a fait une application d'huile de Cade répétée trois jours de suite. — Lavage avec du savon noir. Repos de quelques jours; application nouvelle d'huile de Cade.

Quinze jours après, seconde rasure générale; les poils repoussent plus forts et plus colorés. Depuis, l'enfant a été livré aux mains d'un homœopathe, puis de plusieurs bonnes femmes qui lui ont fait subir plusieurs traitements inefficaces.

Au mois d'août, frictions fréquentes avec pommade dont la recette était inconnue. Pendant ce temps, la grande plaque du front se garnissait de poils plus colorés et plus forts.

Aujourd'hui 23 décembre, cette plaque est limitée par des cheveux très-fournis, plus noirs et plus forts que les cheveux qui recouvrent le cuir chevelu autrefois malade. La peau, à ce niveau, est à peu près normale, mais recouverte de pellicules grisâtres. La plaque de la nuque est complètement comblée de cheveux noirs. Il ne reste donc que 4 ou 5 plaques disséminées sur la tête, dont la peau est assez avivée, recouvertes de pellicules fines et de poils follets. Au niveau du pariétal gauche, on voit une place de la grandeur d'une pièce de 1 franc, couverte presque en entier de poils fins, peu colorés, assez clairsemés et s'arrachant assez facilement avec la pince. Nous croyons à l'existence d'une pelade achromateuse ancienne en voie de guérison. L'étiologie est ici connue : il se trouve dans la même classe un enfant de 13 ans affecté avant celui que l'on nous amène, de la même maladie, au dire du frère infirmier. Il a été traité par les mêmes moyens, sauf la rasure, mais la maladie paraît ne pas s'arrêter. Nous recommandons qu'on nous l'amène.

L'examen microscopique fait le lendemain, confirme notre diagnostic, les pellicules renferment des spores en assez grande abondance.

Nous avons prescrit, pour l'enfant, une rasure de toute la tête et des frictions quotidiennes avec la pommade au turbith.

Obs. X. — Pelade achromateuse ancienne traitée par la rasure. Résultat du traitement inconnu à l'heure qu'il est.

Lacavelerie (Jean-Louis), âgé de 12 ans, entre en 1869 à l'orphelinat d'Igny, est amené à l'hôpital Saint-Louis le 30 décembre 1873. Bonne santé habituelle; pas d'antécédents scrofuleux ni arthritiques.

Cet enfant porte sur la tête plusieurs plaques dénudées, d'un blanc mat, parfaitement circonscrites par des cheveux sains et touffus de couleur châtain. Ces plaques ont, pour la plupart, une forme ovalaire, si ce n'est deux très-irrégulières, paraissant formées par la réunion de plusieurs autres arrondies ; l'une, située derrière l'oreille gauche, l'autre entre le front et l'occiput. La peau, à leur niveau, est recouverte de poils de duvet, très-fins, décolorés, s'arrachant facilement avec la pince. Sur la plaque, située derrière l'oreille gauche, qui est la plus récente, la surface est complètement glabre. Sur les régions pariétales droite et gauche se trouvent des plaques de la grandeur d'une pièce de 50 centimes, recouvertes de duvet mêlé de pellicules que nous recueillons pour les examiner au microscope.

L'enfant nous paraît, d'après les renseignements donnés par le père infirmier, porter depuis un an sa maladie, qui serait d'abord restée quelque temps stationnaire. L'extension du mal s'est montrée ensuite assez rapide; et aujourd'hui l'affection ne paraît pas encore localisée. Le malade, au début, paraît avoir eu d'assez fortes démangeaisons au niveau des surfaces qui se dénudaient. On n'a pas fait de traitement, si ce n'est des frictions à l'huile et à l'axonge avec parties égales de suie de charbon pendant quelques semaines.

Cet enfant était malade avant celui qui fait le sujet de l'observation précédente, il était son voisin de classe, et nous paraît l'avoir contaminé. Nous prescrivons une rasure générale de la tête deux fois par semaine, et des frictions quotidiennes avec la pommade au turbith.

L'examen microscopique nous révèle dans les pellicules l'existence de spores assez nombreuses.

Obs. XI. — Pelade achromateuse limitée à deux plaques, guérie spontanément dans trois mois.

D... (Joseph), âgé de 25 ans, se présente à l'hôpital Saint-Louis le 14 décembre. Il y a trois mois, il a été averti que les cheveux tombaient par places et laissaient des endroits entièrement dénudés, l'un situé à la nuque, l'autre sur le pariétal droit. La surface, dit-il, était blanche, sans pellicules ; le malade, interrogé, dit ne s'être pas aperçu du duvet qui, assurément, couvrait la plaque. Ce jeune homme n'a pas ressenti à cette époque la moindre démangeaison, les cheveux sont tombés très-vite, la place a été nette en moins de deux ou trois jours. Pendant deux mois et demi que cette alopécie partielle a existé, le malade nous affirme avoir fait des frictions avec des pommades soufrées deux fois par semaine. Il y a vingt jours environ que les cheveux repoussent. Ils sont aujourd'hui longs de 1 centimètre, plus clairs et moins foncés que dans le reste de la tête, surtout sur la plaque siégeant à la nuque où l'on voit la peau prendre une teinte assez animée. La barbe n'a pas été atteinte.

Nous recommandons à ce jeune homme de tenir sa tête propre ; nous lui promettons une guérison rapide. Nous avons affaire ici à une pelade achromateuse localisée, guérie spontanément en trois mois. Le sujet paraît offrir un terrain peu favorable au développement du cryptogame, puisqu'il a suffi de quelques frictions soufrées et de soins de propreté bien surveillés pour limiter le mal et déterminer une guérison rapide.

Obs. XII. — Pelade achromateuse limitée à une seule plaque au cuir chevelu. Guérison par épilation et frictions hydrargyriques en moins de trois mois.

R... (D.), âgé de 24 ans, élève de l'école vétérinaire d'Alfort, vient consulter M. Lailler le 15 octobre 1873. Il portait à l'occiput une plaque de la grandeur d'une pièce de 5 francs en argent, complètement dépourvue de cheveux. On observe sur cette plaque des poils de duvet très-fins, décolorés, s'arrachant facilement ; tout autour on ne voit point de poils cassés. Pas de démangeaison, ni de pellicules, ni de dépression au doigt, peu de décoloration à la peau.

Nous examinons au microscope les poils follets, nous n'y trouvons pas de parasite.

On prescrit au malade une épilation sur la plaque et tout autour, et frictions quotidiennes avec pommade au turbith.

Ce jeune homme revient nous voir dans les derniers jours de novembre; les cheveux ont repoussé à peu près sur les 4/5 de la surface malade, ils sont un peu plus clairsemés et moins colorés que dans les régions voisines. On recommande l'expectation et des lotions de sublimé. Nous voyons ce jeune homme huit jours après à Alfort, les cheveux ont à peu près repoussé partout.

Les caractères cliniques de la maladie nous font penser à une pelade décalvante très-limitée, et développée sur un terrain assez mal préparé. Nous pouvons considérer la guérison comme spontanée, vu la brièveté du traitement prescrit.

BIBLIOTHÈQUE NATIONALE R.F. IMPRIMÉS

A. Parent, imprimeur de la Faculté de Médecine, rue Mr-le-Prince, 31.

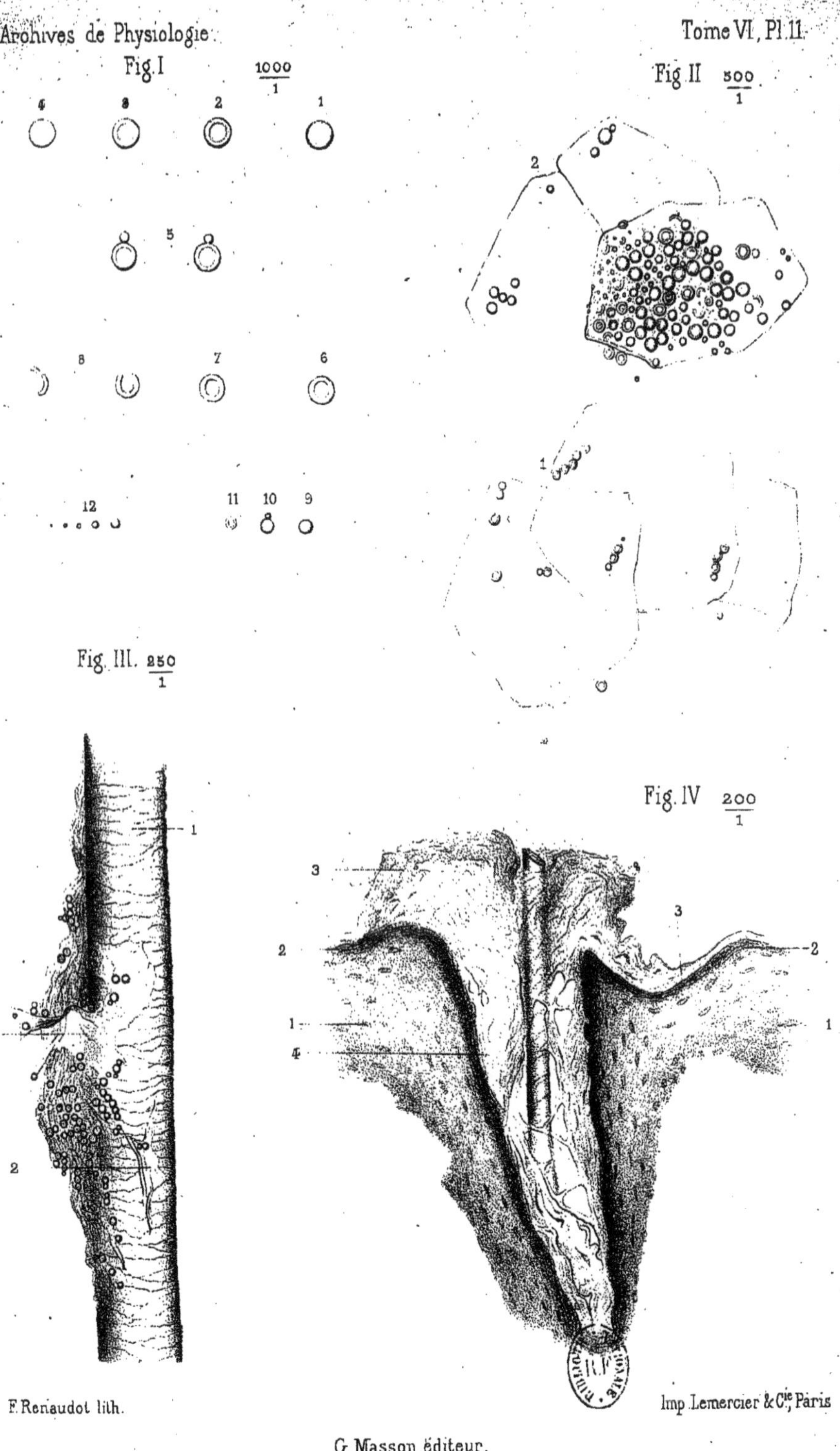
Archives de Physiologie
Tome VI, Pl. 11.
Fig. I
1000/1
Fig. II
500/1
Fig. III. 250/1
Fig. IV
200/1
F. Renaudot lith.
Imp. Lemercier & Cie, Paris
G. Masson, éditeur.

NOUVELLES PUBLICATIONS CHEZ LE MÊME ÉDITEUR.

---

**Clinique médicale,** par le Dr Noël GUENEAU DE MUSSY, médecin de l'Hôtel-Dieu, membre de l'Académie de médecine. Tome 1er, 1 vol. in-8. 12 fr.
Le tome 2e paraîtra très-prochainement.

**Leçons sur la syphilis étudiée plus particulièrement chez la femme,** par le Dr ALFRED FOURNIER, médecin de l'hôpital de Lourcine, professeur agrégé à la Faculté de médecine de Paris, 1 fort volume in-8, avec tracés sphymographiques; le vol. cartonné. 16 fr.

**Leçons sur les maladies du système nerveux,** faites à la Salpêtrière par le Dr CHARCOT, professeur à la Faculté de médecine de Paris, recueillies et publiées par Dr BOURNEVILLE. 1 vol. in-8, avec 25 figures dans le texte et 8 planches en chromo-lithographie; le vol. cart. 10 fr.

**Traité pratique des maladies du cœur,** par FRIEDREICH. Ouvrage traduit de l'allemand par les Drs LORBER et DOYON. 1 v. in-8 cart. 10 fr.

**Thérapeutique des maladies de l'appareil urinaire,** par les Drs MALLEZ et DELPECH. 1 vol. in-8 cartonné. 8 fr. 50

**Traitement préservatif et curatif des sédiments, de la gravelle, de la pierre urinaires et de maladies diverses dépendant de la diathèse urique,** par le Dr A. MERCIER. 1 vol. in-12 avec fig. intercalées dans le texte. Cartonné. 8 fr.

**La pleurésie purulente et son traitement,** par le Dr MOUTARD-MARTIN médecin de l'hôpital Beaujon. 1 vol. in-8. 4 fr.

**De l'embaumement chez les anciens et chez les modernes, et des conservations pour l'étude de l'anatomie,** par le Dr SUCQUET. 1. vol. in-8 5 fr.

**Alimentation du cerveau et des nerfs,** par le Dr TAMIN-DESPALLES. 1 vol in-8. avec 3 planches. 7 fr.

**Physiologie du système nerveux cérébro-spinal,** d'après l'analyse physiologique des mouvements de la vie, par le docteur E. FOURNIÉ, médecin adjoint à l'Institut des sourds-muets. 1 fort volume in-8, cart. en toile. 12 fr.

**Recherches expérimentales sur le fonctionnement du cerveau,** par le docteur E. FOURNIÉ, etc. 1 vol in-8, avec 4 planches coloriées. 4 fr.

**Leçons sur le strabisme, les paralysies oculaires, le nystagmus, le blépharospasme,** professées par F. PANAS, chirurgien de l'hôpital Lariboisière, professeur agrégé à la Faculté de médecine de Paris, chargé du cours complémentaire d'ophthalmologie, etc., rédigées et publiées par G. LOREY, interne des hôpitaux; revues par le professeur. 1 vol. in-8, avec 10 figures dans le texte. 5 fr.

**Traité de médecine légale et de jurisprudence médicale,** par le Dr LEGRAND DU SAULLE, médecin de l'Hôpital de Bicêtre (service des aliénés), médecin expert près les tribunaux, etc. 1 fort volume in-8. 18 fr.

**Traité pratique des maladies des reins,** par S. ROSENSTEIN, professeur de clinique médicale à Grœningue, traduit de l'allemand par les Drs BOTTENTUIT et LABADIE-LAGRAVE. 1 vol. in-8. 10 fr.
Cartonné. 11 fr.

---

Paris. — A. PARENT, imprimeur de la Faculté de médecine, rue Monsieur-le-Prince, 29 et 31.

BIBLIOTHEQUE NATIONALE DE FRANCE
3 7531 02947045 8

www.ingramcontent.com/pod-product-compliance
Ingram Content Group UK Ltd.
Pitfield, Milton Keynes, MK11 3LW, UK
UKHW021644260726
13994UKWH00003B/1265